Leitsymptome in der Aurachirurgie Band 12

AF215198

Meiner Familie gewidmet.

Mathias Künlen

Leitsymptome in der
Aurachirurgie

Medizin im
21. Jahrhundert

Band 12

Impressum:
Herausgeber: IFA Institut für Aurachirurgie AG, Fürstentum Liechtenstein
Autor: Dr. Mathias Künlen
Layout: Carsten Kienle
Umschlaggestaltung: Dr. Mathias Künlen, Carsten Kienle
Internet: www.aurachirurgie.me
E-mail: info@aurachirurgie.me

© 2018
Herstellung und Verlag: BoD – Books on Demand, Norderstedt.
ISBN: 9783746088648

Bibliografische Information der Deutschen Nationalbibliothek

Die Deutsche Nationalbibliothek verzeichnet diese Publikation in der Deutschen National-
bibliografie; detaillierte bibliografische Daten sind im Internet über http://dnb.d-nb.de
abrufbar

1. Auflage 2018

HINWEIS: Wie jede Wissenschaft ist die Medizin ständigen Entwicklungen unterworfen.
Forschung und klinische Erfahrung erweitern unsere Erkenntnisse, insbesondere was die
Behandlung von Krankheiten anbelangt.

Herausgeber und Verlag haben große Sorgfalt darauf angewandt, dass alle Empfehlungen dem
aktuellen medizinischen Wissensstand entsprechen. Für Angaben von Applikationsformen und
Therapiehinweisen kann vom Autor und Verlag keine Gewähr übernommen werden. Jeder
Benutzer ist angehalten, durch sorgfältige Prüfung und gegebenenfalls nach Konsultation
eines Spezialisten festzustellen, ob die beschriebenen Therapiemöglichkeiten im konkreten
Fall anwendbar sind. Jede Therapieanwendung geschieht auf eigene Gefahr des Benutzers.
Autor und Verlag appellieren an jeden Benutzer, ihm etwa auffallende Ungenauigkeiten
mitzuteilen.

Inhalt

Einleitung

Dieses Buch illustriert Fallbeispiele der Aurachirurgie anhand von Leitsymptomen. Die Reihenfolge der Leitsymptome ist absichtlich ungeordnet bzw. nicht nach Fachrichtungen sortiert. Dies entspricht dem „täglichen Brot" des praktizierenden Aurachirurgen, indem die Patienten während eines Tages ganz unterschiedliche Beschwerden präsentieren. Die Fallbeschreibungen illustrieren, wie vielfach verschlungen die diagnostischen Pfade und differentialdiagnostischen Überlegungen sein können, bis letztlich eine wirksame Therapiemethode erkannt wird. Ausgehend von einem Leitsymptom werden die aurachirurgischen Untersuchungen am Patienten auch mithilfe der nicht-linearen Systemanalyse durchgeführt. Alle Fallbeispiele stehen exemplarisch für die Vorgehenswise in der energetisch-informatorischen Methode der Aurachirurgie, eine Vorgehensweise, die sich von der morphologisch orientierten Schulmedizin unterscheidet.

Aurachirurgie versteht sich als Ergänzung zu etablierten Medizinsystemen wie der Schulmedizin oder der Komplementärmedizin. Sie erhebt explizit keinen Anspruch auf Alleingültigkeit und sollte hinsichtlich ihrer Indikationsstellung stets vergleichend abgewogen und unter Umständen ergänzend angewendet werden.

Aurachirurgie hat inzwischen einen hohen wissenschaftlichen Standard erreicht, mit der Möglichkeit zur bildlichen Darstellung und gar quantitativen Messung von seelisch-geistigen Störungen. Sowohl im Rahmen der Diagnostik als auch insbesondere in der Vorabtestung von Therapieansätzen und in der Erfolgsmessung von aurachirurgischen Behandlungen gibt es beeindruckende Fortschritte des geistigen Heilens, wie man sie bis vor kurzer Zeit noch für unmöglich gehalten hätte. Mit den in diesem Buch gezeigten Verfahren und Methoden steht die Aurachirurgie den wissenschaftlichen Standards der westlichen Schulmedizin nicht mehr nach, im Gegenteil, sie führt in Bereiche des Heilens, von denen die Schulmedizin gegenwärtig weit entfernt ist. An dieser Stelle sei betont: Geistiges Heilen mittels Aurachirurgie beschreibt keine Wunderheilung. Die Wirksamkeit und der Erfolg der Aurachirurgie ist dem speziellen Zugang zum Patienten zu verdanken, einem klar definierten und exakt anwendbaren energetisch-informatorischen Weg.

Seit Jahren arbeite ich mit großer Begeisterung als Aurachirurg. Immer wieder bin ich beeindruckt, ja geradezu verblüfft, welch schlüssigen Erklärungen ich mit dieser Methode bei meinen Patienten für ganz unterschiedliche Symptome und Krankheitsbilder finde, und mit welcher Wirksamkeit ich zur Heilung beitragen kann.

Hinweis: Wenn in diesem Buch von „Arzt" die Rede ist, so wird dies verstanden im Sinne dessen, der heilt. Der Begriff umfasst somit auch Heilpraktiker, Therapeuten und Heiler. Dabei beinhaltet der Begriff „Arzt" sowohl den männlichen Arzt als auch die weibliche Ärztin. Ebenso bezieht sich der Begriff „Patient" auch auf „Patientin". Um die Lesbarkeit des Textes zu erhöhen, werden hier nur die männlichen Formen verwendet.

Ruggell, Liechtenstein im Dezember 2018.

Leitsymptome

In den folgenden Fallbeispielen finden sich zahlreiche Abbildungen der nicht-linearen Systemanalyse. Angezeigt werden immer zwei Bilder, das obere zeigt den Ausgangsbefund, das untere den Befund nach Invertierung eines Einfluss-faktors, z.B. Elektrosmog. Eine Invertierung ist an sich noch keine Therapie, sondern dient nur zur diagnostischen Eingrenzung. Sie untersucht, ob sich der energetische Befund eines Organsystems verändert, sobald man einen Kausal-faktor aus der Betrachtung herausnimmt, z.B. einen Candida albicans als Kau-salfaktor im Darm. Verbessert sich der energetische Befund bei nochmaliger NLS-Analyse durch Invertierung, so zeigt dies, dass dieser Kausalfaktor ent-sprechend verantwortlich zu machen ist für die schlechte energetische Aus-stattung des jeweiligen Organs. Bleibt der Befund hingegen gleich oder ver-schlechtert sich gar, so bedeutet dies, der der angenommene Kausalfaktor keine Rolle spielt bzw. dass die Anfrage an das NLS-Analysesystem falsch formuliert ist. Durch Invertierung lassen sich viele Kausalfaktoren schnell und unkompli-ziert prüfen: Mikroorganismen wie Bakterien, Pilze, Protozoen oder Viren, aller-gene Substanzen, Nahrungsmittel, aber auch Medikamente, die dem Patienten testweise zugegeben oder auch weggenommen werden. Auf diese Weise lässt sich untersuchen, ob ein bereits gegebenes Medikament Nutzen bringt oder eher schadet. Gleichermaßen lässt sich evaluieren, was ein neu gegebenes Medi-kament entsprechend am Organsystem energetisch verändern würde.

Die Klassifikation geschieht durch farbliche Markierungen, entsprechend den Schulnoten, 1 ist die beste Note, 6 die schlechteste (helle Vielecke die Note 1, helle Kreise die Note 2, nach oben gerichtete Dreiecke die Note 3, nach unten gerichtete Dreiecke sind die Note 4, dunkle Rauten sind die Note 5, schwarze Vierecke sind die Note 6).

Unfälle

Anamnese: Die 46-jährige Frau kommt in die Behandlung und schildert eindrucksvoll ihre Geschichte: 15 Autounfälle in den vergangenen 10 Jahren, meist selbst verschuldet sind ihre Bilanz. Bis zum 40. Lebensjahr spielte das Thema der Suizidalität eine große Rolle in ihrem Leben.

Aurachirurgie: In der aurachirurgischen Exploration finden sich mehrere karmische Belastungen: Schwarze Magie in Hals und Brust, Selbstzerstörung in Form von Miasma Treponema pallidum auf dem Roten Knochenmark und Selbstsabotage auf den chromophilen Adenozyten in der NLS-Analyse. Alle Muster werden fachgerecht aufgelöst, die Patientin weint nach der Auflösung bitterlich und ist fassungslos, dass all diese suizidalen Impulse und auch die Impulse für die vielen ungeklärten Unfälle letztlich als implizite vererbte Programmierungen das ganze bisherige Leben lang in ihr steckten.

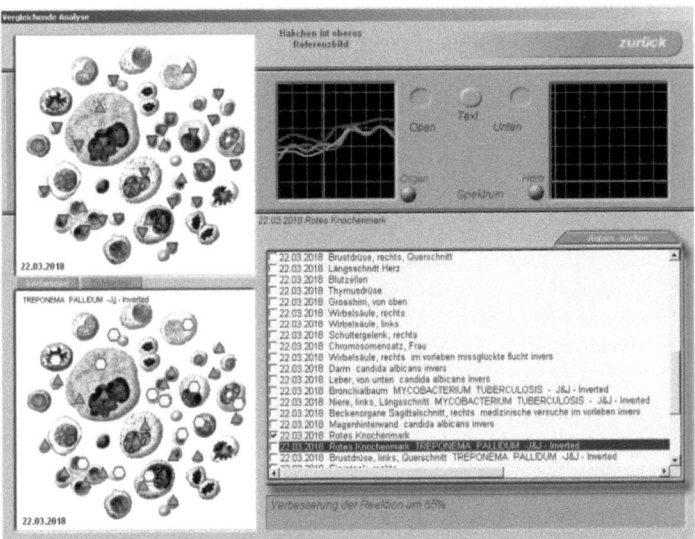

Abb. 1: *Rotes Knochenmark: Es zeigt sich ein zunächst gar nicht so schlechter energetischer Befund in Form von zahlreichen dunkelroten Dreiecken nach unten, Stufe 4, allerdings kommt es nach Invertierung von Treponema pallidum zu einer dramatischen Verbesserung des energetischen Befundes um 65%.*

Bewertung: Bereits mehrfach wurde in auf den Zusammenhang zwischen der vererbten Information von Treponema pallidum und den Symptomen von Depression, Suizidalität, Unfallneigung und maligne Tumoren hingewiesen. Treponema pallidum löst im Menschen ein Selbstzerstörungsprogramm aus, das vielfach erst in Kombination mit psychischen Belastungen zum Tragen kommt. Löst der Aurachirurg die Programmierung durch Aufspielen von invertierter Information auf Neutralglobuli auf, so verschwindet nach zwei Wochen nicht nur die energetische Belastung auf den entsprechenden Organstrukturen, sondern auch die dazugehörige Symptomatik. Die Patienten bauen keine Unfälle mehr, die Gefahr einer Malignombildung ist deutlich reduziert, ebenso die Rezidivgefahr bei bereits bestehender Tumorerkrankung. Auch Depressionen und Suizidalitätsneigung nehmen ab. Nicht jeder Mensch, der einen Unfall erleidet, hat deshalb sofort eine energetisch-informatorische Belastung durch Treponema pallidum, aber die besonders grotesken und insbesondere häufigen Unfälle sind überzufällig mit dieser Eigenschaft korreliert. Man kann eine solche Unfallneigung auch als latente Suizidalität betrachten, indem die Patienten mit einer gewissen Nachlässigkeit und ohne ausreichende Berücksichtigung etwaiger Risiken sich immer wieder in gefährliche Situationen begeben, in denen dann konsequenterweise auch etwas passiert. Im Folgenden sieht man zwei beeindruckende Abbildungen von Patienten, bei denen ebenfalls diese miasmatische Belastung durch Treponema pallidum gefunden werden konnte:

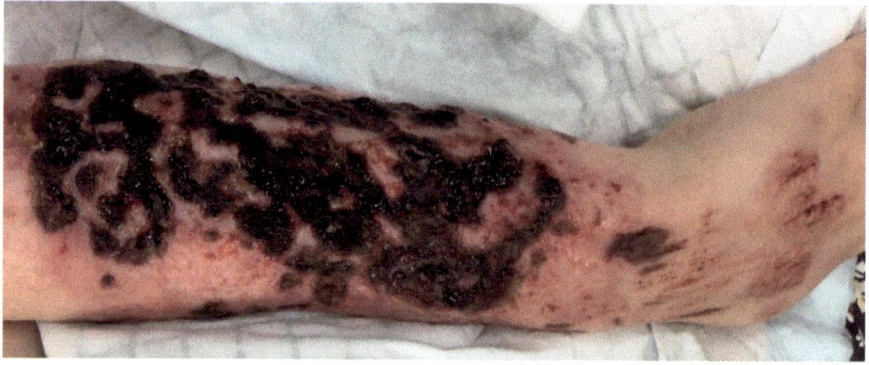

Abb. 2: *23-jährige Frau, die sich versehentlich einen Rohrreiniger über den Unterschenkel geschüttet hat. Auch bei ihr findet sich die miasmatische Belastung durch Treponema pallidum. Die Behandlung erfolgt in der rekonstruktiv-plastischen Fachabteilung eines Krankenhauses. Nach Abheilung wird in einer aurachirurgischen Sitzung die miasmatische Belastung durch Treponema pallidum diagnostiziert und entsprechend mit invertierter Information durch Globuli ausgeleitet. Die Patientin ist darüber sehr froh, weil sie immer wieder im Haushalt solche vermeintliche Missgeschicke erlebt, für die weder sie noch die anderen in der Familie irgendeine Erklärung haben. Sie beschreibt den Sachverhalt wie folgt: „Es ist ganz eigenartig, immer bin ich es, der so etwas passiert, niemandem sonst, obwohl die alle das gleiche machen wie ich."*

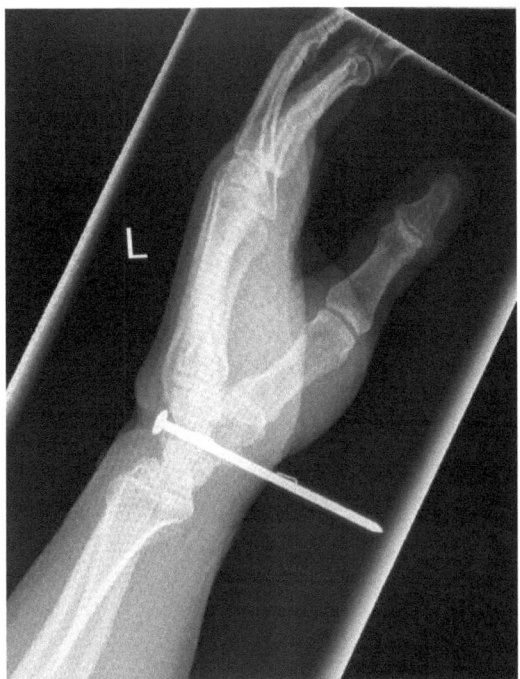

Abb. 3: *33-jähriger Schreiner, der während seiner Arbeitsjahre schon zahlreiche Arbeitsunfälle erlitten hat, im vorliegenden Fall sich versehentlich einen großen Nagel durch die Handwurzel getrieben hat. Der Fall wird nicht aurachirurgisch behandelt, sondern nach herkömmlichem Verfahren in der unfallchirurgischen Fachabteilung eines Krankenhauses. Man sieht: Vieles, aber keineswegs alles geht mit Aurachirurgie, v.a. wenn der Befund nicht feinstofflicher, sondern eher „grobstofflicher Natur" ist. Allerdings zeigt sich nach operativer Entfernung des Nagels über Wochen noch eine deutliche Schmerzsymptomatik mit eingeschränkter Beweglichkeit im Handgelenk, was schließlich dann doch noch aurachirurgisch erfolgreich behandelt werden kann. Die Schmerzsymptomatik verschwindet binnen weniger Tage. Und tatsächlich bleibt er die Jahre nach dem Ereignis und nach aurachirurgischer Umprogrammierung unfallfrei, genauso wie die junge Frau mit dem Rohrreiniger.*

Rückenschmerzen

Anamnese: 41-jährige Patientin erscheint in der Praxis wegen ihrer chronischen Rückenschmerzen. Die Symptomatik bestehe seit vielen Jahren, insbesondere beim Wechsel vom Sitzen zum Stehen oder Gehen käme es zu erheblichen Schmerzen in der unteren Lendenwirbelsäule.

Aurachirurgie: In der aurachirurgischen Exploration zeigt sich eine deutlich übergewichtige Frau. Die Prüfung auf das karmische Muster der missglückten Flucht ergibt einen unauffälligen Befund, die Patientin steht stabil und zeigt in keine Richtung eine Fallneigung. Auch Träume von Flucht und Verfolgung seien ihr gänzlich unbekannt. Deutlich ist die Druckschmerzhaftigkeit der Trigger-punkte des Gallenblasenmeridians, insbesondere Gb 20 und Gb 21, aber auch Gb 31. Die Patientin beschreibt immer wieder kehrende Verspannungen im Nackenbereich, mit Ausstrahlung der Schmerzen von hinten nach vorne in die Stirn beidseits.

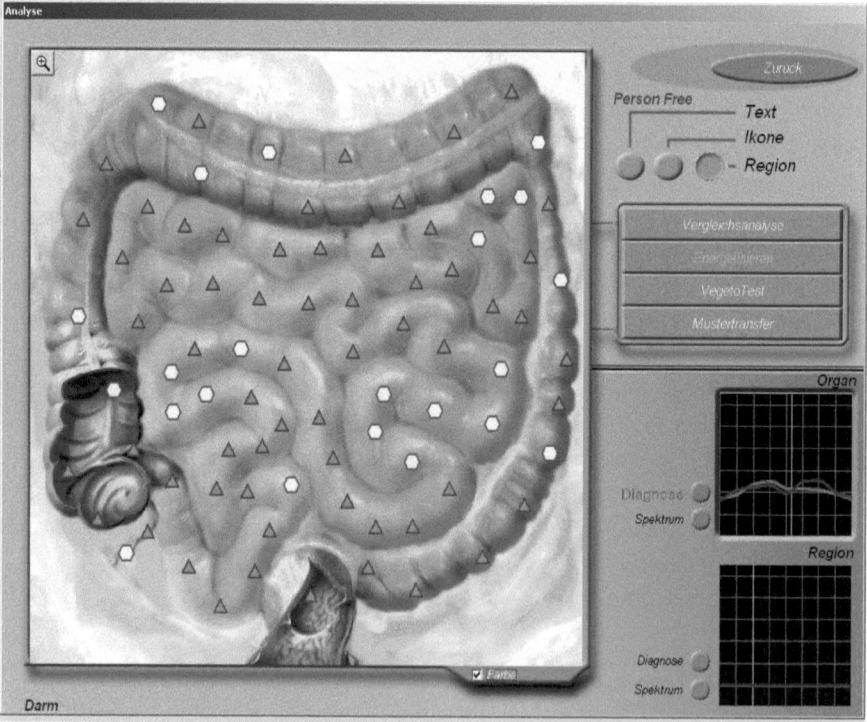

Abb. 4: *Darm: Normalbefund*

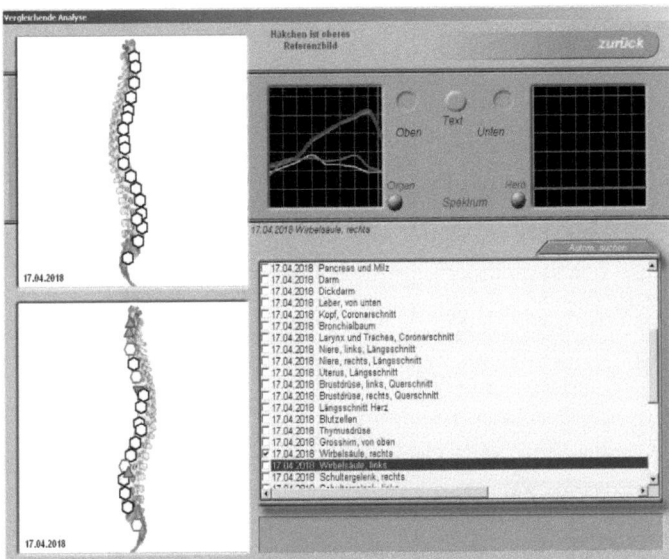

Abb. 5: *Wirbelsäule von beiden Seiten: Ein bemerkenswert guter energetischer Befund, keine Hinweise auf degenerative Veränderungen, obwohl die Schmerzen von der Patientin im Lendenwirbelbereich angegeben werden.*

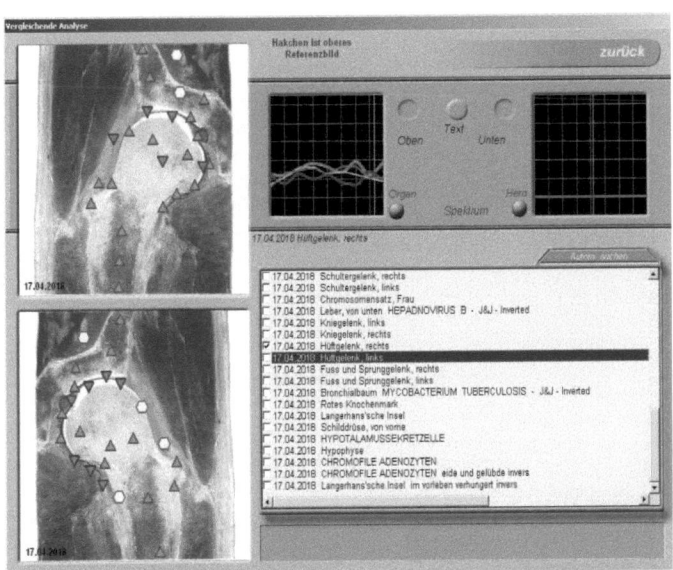

Abb. 6: *Hüftgelenk beidseits: Energetische Schwäche mit zahlreichen nach unten berichteten Dreiecken, Stufe 4.*

13

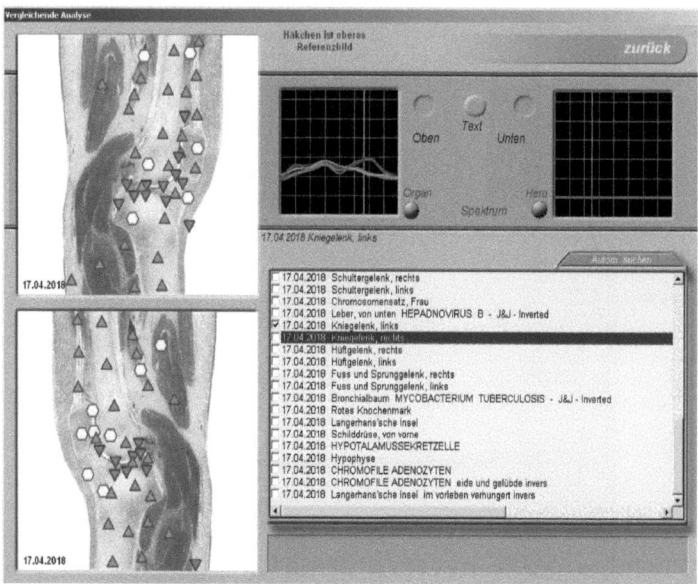

Abb. 7: *Kniegelenk beidseits: Energetische Schwäche mit zahlreichen nach unten berichteten Dreiecken, Stufe 4.*

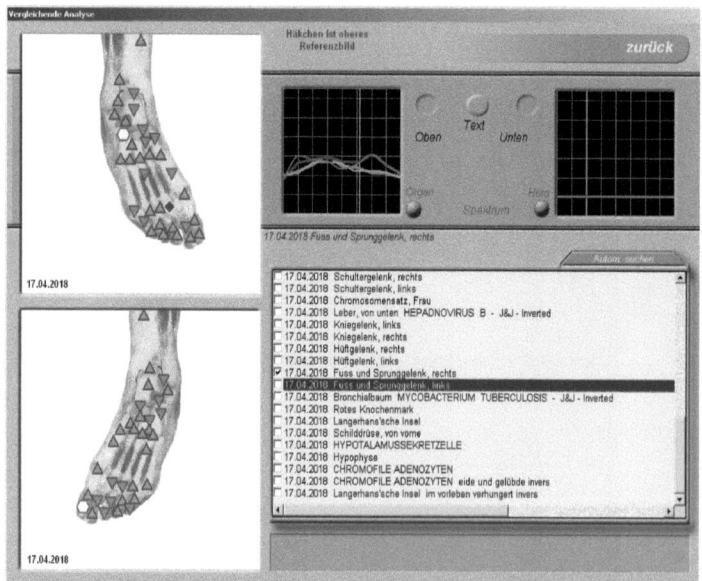

Abb. 8: *Fußgelenk beidseits: Energetische Schwäche mit zahlreichen nach unten berichteten Dreiecken, Stufe 4.*

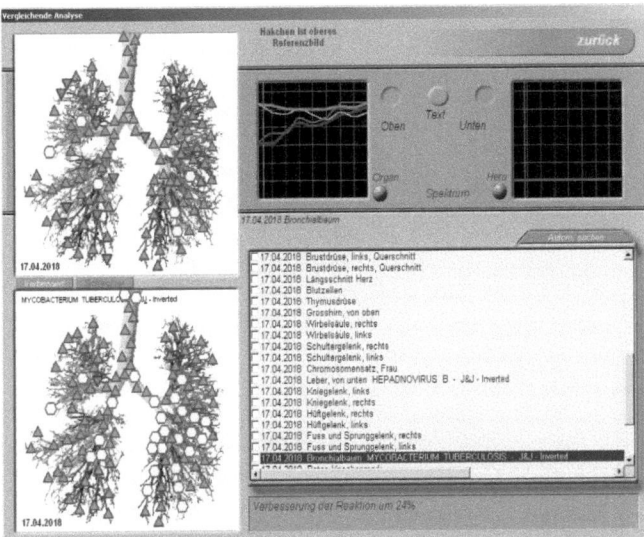

Abb. 9: *Bronchialbaum: Diskrete energetische Störung, bei Invertierung von Mycobacterium tuberculosis überraschend deutliche Verbesserung des energetischen Befundes um 24%.*

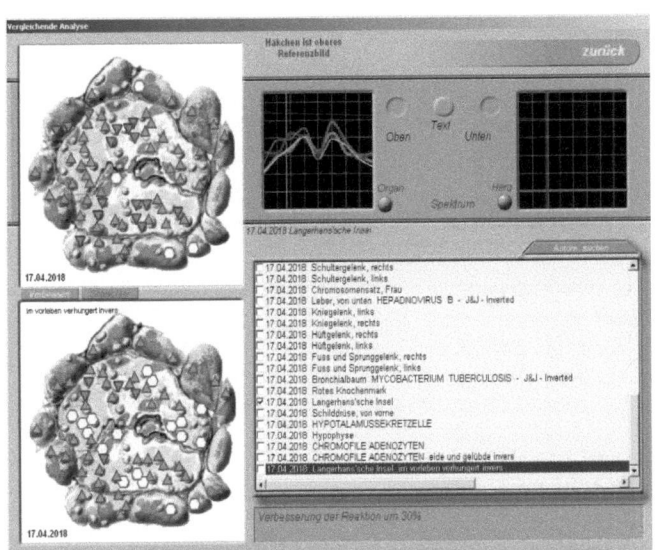

Abb. 10: *Langerhanssche Inselzellen: Auch hier energetische Störung, bei Invertierung von Mycobacterium tuberculosis überraschend deutliche Verbesserung des energetischen Befundes um 30%, passend zum Übergewicht (siehe Erläuterung in einer früheren Casuistik).*

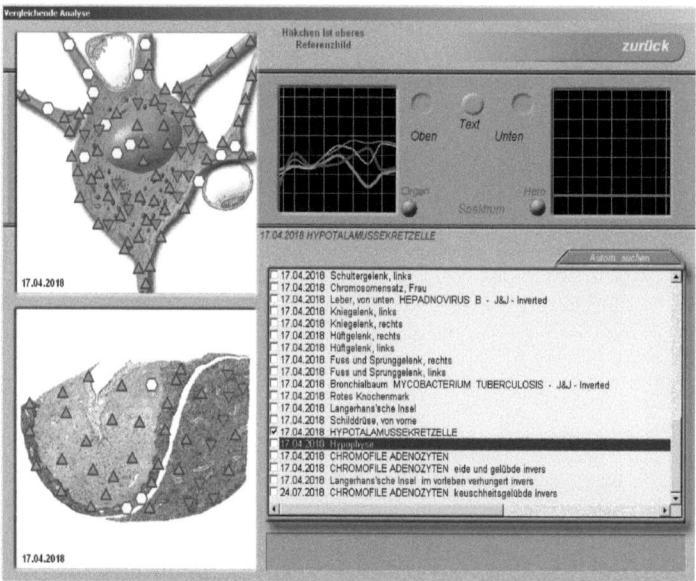

Abb. 11: *Hypothalamussekretzelle und Hypophyse zeigen einen energetischen Normalbefund.*

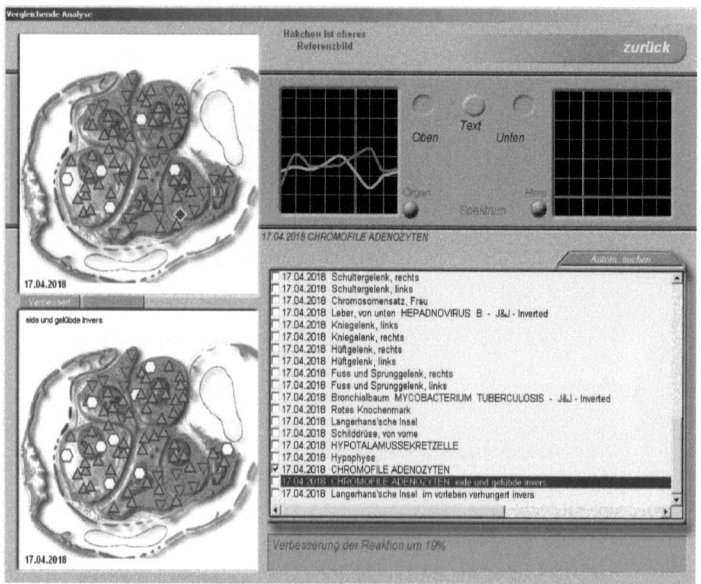

Abb. 12: *Chromophile Adenozyten: Bei Invertierung von Eiden und Gelübden Verbesserung des energetischen Befundes um 19%.*

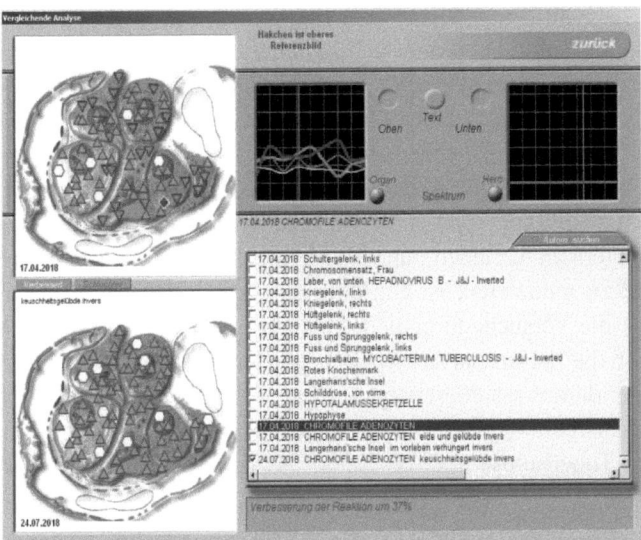

Abb. 13: Chromophile Adenozyten: Bei Invertierung von Keuschheitsgelübde Verbesserung des energetischen Befundes um 37%.

Bewertung: Dieser Fall wird deshalb in die Sammlung von Casuistiken aufgenommen, weil er zeigt, dass Schmerzen im Gallenblasenmeridian keineswegs zwingend mit einer Störung im gastrointestinalen System zusammenhängen müssen, sondern auch andere Ursachen haben können. Im vorliegenden Fall handelt es sich um eine energetische Störung im Iliosakralgelenk[1] (ISG), in das der Gallenblasenmeridian einen inneren Ast besitzt, was hinlänglich nicht bekannt ist. Beeindruckend ist, wie sehr die Patientin in Resonanz geht, als der Aurachirurg mit der chirurgischen Sonde das Iliosakralgelenk sondiert. Nach aurachirurgischer Fixierung ist die Resonanz vollständig verschwunden, und auch die Druckschmerzhaftigkeit des Gallenblasenmeridians wie auch die direkte Resonanz der Gallenblase am Anatomieatlas.

---

[1] Das Iliosakralgelenk ist ein straffes, wenig bewegliches Gelenk (Amphiarthrose) mit einer engen Gelenkhöhle. Es wird aus der Gelenkfläche am Os sacrum (Kreuzbein) und am Os ilium (Darmbein) gebildet. Daraus ergibt sich die deutschsprachige Bezeichnung Kreuzdarmbeingelenk. Die beiden aneinanderstoßenden Gelenkflächen werden jeweils Facies auricularis genannt. Um diese Gelenkflächen stellt Faserknorpel (Ligamenta sacroiliaca interossea) die weitere Verbindung her. Aufgrund des (reibungsfrei gedachten) Gelenkspaltes können die Gelenkflächen des Iliosakralgelenks ausschließlich Normaldruckkräfte übertragen. Die Bänder (Ligamentum sacrotuberale, Lig. sacrospinale, Ligg. sacroiliaca anteriora, Ligg. sacroiliaca posteriora und Ligg. iliolumbalia) müssen alle weiteren Kräfte so weit kompensieren, dass die resultierende Kraft stets durch das momentane Bewegungszentrum des Gelenkes verläuft (statische Gleichgewichtsbedingung echter Diarthrosen).

17

Der Darm ist energetisch in Ordnung, ebenso die Wirbelsäule, was zunächst doch überrascht, denn sie befindet sich tatsächlich energetisch in einem außergewöhnlich guten Zustand. Hingegen sind die Hüft-, Knie- und Fußgelenke energetisch deutlich schwäche, nicht zuletzt bedingt durch das Übergewicht der Patientin. Dieses wiederum ist gekennzeichnet durch die typische Trias: Energetisch-informatorische Belastung durch das Miasma von Mycobacterium tuberculosis auf Bronchien und Langerhansschen Inselzellen, informatorische Belastung durch „Verhungert im Vorleben" und Keuschheitsgelübde. Unter diesen Bedingungen Gewicht zu reduzieren, ist ein Ding der Unmöglichkeit, weil das Unterbewusstsein hier alle Versuche torpediert. Das Übergewicht stellt nicht nur einen Risikofaktor für die Gelenksarthrosen dar, sondern überlastet auch das Iliosakralgelenk mit der daraus resultierenden Störung im Gallenblasenmeridian. Insofern hat die Gewichtsreduktion höchste Priorität, was wiederum nur gelingt, wenn das Miasma der Tuberkulose und das Keuschheitsgelübde aufgelöst werden.

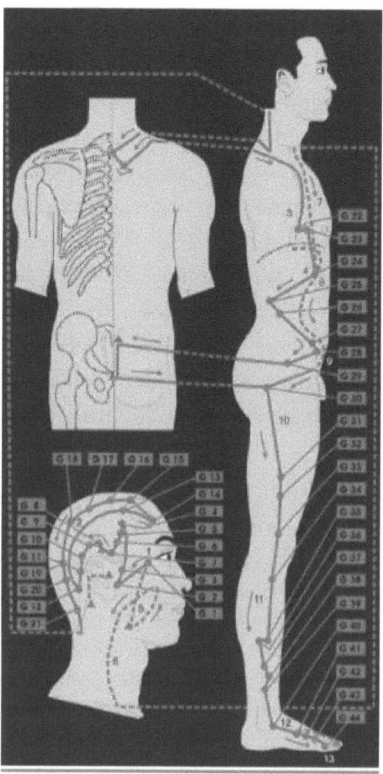

Abb. 14: Gallenblasenmeridian.

Der Gallenblasenmeridian ist der Yang-Partner vom Lebermeridian und hat 88 Akupunkturpunkte. Er verläuft von Kopf bis Fuß und hat viele Windungen und Knicke (Zickzack-Meridian), welche viele Möglichkeiten für Blockaden bieten. Der Gallenblasenmeridian beginnt am Außenwinkel des Auges und zieht zum Ohr. Von hier aus überquert er den gesamten Schädel in mehreren Zickzacklinien und gelangt zum Occiput (Gb 20). Sein weiterer Verlauf geht über den Nacken nach unten, über das Schlüsselbein nach vorne zum Schlüsselbeinbereich, aber auch nach hinten zu LG 14. Im Schlüsselbeinbereich hat er Kontakt zu Ma 12. Von hier aus hat er einen tiefen Verlauf nach unten in den Brustraum zu Zwerchfell, Leber und zur Gallenblase. Äußerlich zieht er von Ma 12 über den großen Brustmuskel (Pectoralis major) zur Seite, wo er erneut im Zickzackverlauf über den gesamten Rumpf zieht. Er kontaktiert auf diesem Weg Leber, Gallenblase, das Ende der 12. Rippe, die Spina iliaca anterior superior und die Hüfte mit dem Hüftkopf. Er versorgt auch das Kreuz- sowie das Steißbein und das Gesäß. Sein Verlauf an den Beinen entspricht der „Hosennaht", seitlich bis über die Vorderseite des Fußes, wo er am äußeren Nagelfalzwinkel der vierten Zehe endet.

Folgende Unstimmigkeiten können über den Gallenblasenmeridian behandelt werden:

- Wandernde im Körper herumziehende Schmerzen
- Muskel- und Sehnenerkrankungen (Gb 14 = Meisterpunkt der Muskeln und Sehnen)
- Kopfthemen
- Probleme im Bereich Augen, Ohren und Gesicht
- Neuralgische Beschwerden – Gesichtsneuralgien, Interkostalneuralgien
- Nackenprobleme
- Schulter-, Brust- und Bauchprobleme (Magen)
- Zyklusbedingte Beschwerden (auch schmerzhafte Brüste)
- Gallenblasenerkrankungen
- Lebererkrankungen
- Tiefe Rückenschmerzen, Kreuzbeinbeschwerden, Ischialgien
- Lähmungen der unteren Extremitäten

Der vorliegende Fall zeigt, wie differenziert der Aurachirurg bei der Diagnostik und Therapie eines ISG-Problems vorgehen muss. Entweder es handelt sich um einen mechanisch ausgelösten Beschwerdekomplex, mit einer Verschiebung des von Beckenknochen und Os sacrum im ISG, dann reicht die aurachirurgische Behandlung im Sinne einer Refixation durch virtuelle Operation. Besteht dagegen ein Problem des Mikrobioms im Darm mit einer dadurch verursachten Leber- und Gallenblasenmeridianstörung, dann bleibt die alleinige aurachirurgische Operation ohne Erfolg, da nicht die mechanischen Aspekte des ISG im Vordergrund stehen, sondern die energetisch Aspekte der Störung im Gallenblasenmeridian mit einer Mitbeteiligung des ISG über die Punkte Gb29 und Gb30. In einem solchen Fall empfiehlt sich die energetische Behandlung, optional sogar mit Hilfe der Aurachirurgie, durch Punktion der beiden Punkte und damit eine Regulationsbehandlung. In manchen Fällen ist die energetische Störung des Gallenblasenmeridians aber auch die Konsequenz aus einer mechanischen Störung im ISG, die sich dann über den Meridianverlauf im Sinne von Kopfschmerzen, Augenschmerzen, muskulären Störungen u.v.m. symptomatisch äußert. Interessant ist, dass die Patientin unter einer ISG-Problematik leidet, obwohl kein karmisches Muster der missglückten Flucht vorhanden ist. Das zeigt sich bereits bei der Betrachtung des Wirbelsäulenbefundes in der NLS-Analyse, wo beide Seiten der Wirbelsäule sich in einem exzellenten Zustand befinden. Auch die kinesiologische Prüfung der missglückten Flucht zeigt einen unauffälligen Befund. Differentialdiagnostisch lässt sich zwischen einer mechanischen ISG-Störung und einer energetischen Gallenblasenmeridianstörung durch Mikrobiomschädigung gut differenzieren, indem der Lebermeridian am Punkt LE3 bei einer mechanischen ISG-Störung schmerzlos bleibt, vorausgesetzt, der Patient hat nicht auch noch zusätzlich eine Störung des Mikrobioms im Darm. Es gilt somit zu unterscheiden, ob die Beschwerden im Becken bzw. im ISG Ursache oder Folge einer zugrunde liegenden energetischen Störung sind, eine Frage, die häufig gar nicht so leicht beantwortet werden kann. Differentialdiagnostisch ist bei chronischen Rückenschmerzen ohne energetische Störung im Bereich der Wirbelsäule in der NLS-Analyse auch an eine miasmatische Belastung durch z.B. Streptokokken zu denken, was man in der NLS-Analyse häufig an der energetischen Störung der Spinalnerven erkennen kann, die sich bei Invertierung von Streptokokken im Vegetotest auflösen. Streptococcus haemolyticus sitzt im Rachenbereich und den Nasennebenhöhlen, produziert dort Exotoxine, die sich dann über den gesamten Organismus verteilen und zu Reizungen an den Nerven führen können. Dies verursacht nicht selten auch Schmerzen in den kleinen Wirbelgelenken und den kleinen Rückenmuskeln, die auf solche Belastungen besonders empfindlich reagieren. Leitet man die Streptokokken aus, verschwinden die Symptome. Solche Befunde sind immer dann besonders beeindruckend, wenn zuvor jahrelang von Orthopäden vergeblich nach morphologischen Gründen für die Rückenschmerzen gesucht wurde.

Blasenentleerungsstörung

Anamnese: Die 37-jährige Patientin kommt in die Praxis wegen ihrer seit Jahren bestehenden Blasenentleerungsstörungen. Immer wieder müsse sie auf die Toilette, bis zu 20 mal am Tag, sie sei dauernd nur am Rennen. Auch habe sie das Gefühl, dass die Blase nie vollständig entleert sei, sondern dass immer noch Urin übrig bleibe, der nicht ausgeschieden werden können. Eine Untersuchung beim Urologen habe keine organische Auffälligkeiten ergeben, der Urologe habe das als funktionelle Störung bei abnormen neuronalen Rezeptoren erklärt, wogegen man nichts machen könne. Zwar habe sie es mit pflanzlichen Mitteln schon probiert, allerdings auch ohne Erfolg.

Aurachirurgie: In der aurachirurgischen Exploration zeigt sich das Karmische Muster der Medizinischen Versuche, mit einer Magensonde sowie einer Trachealkanüle, Einzelheiten hierzu lesen Sie im Lehrbuch der Aurachirurgie. Die Patientin beschreibt Sodbrennen und Reflux als bekannte Symptome.

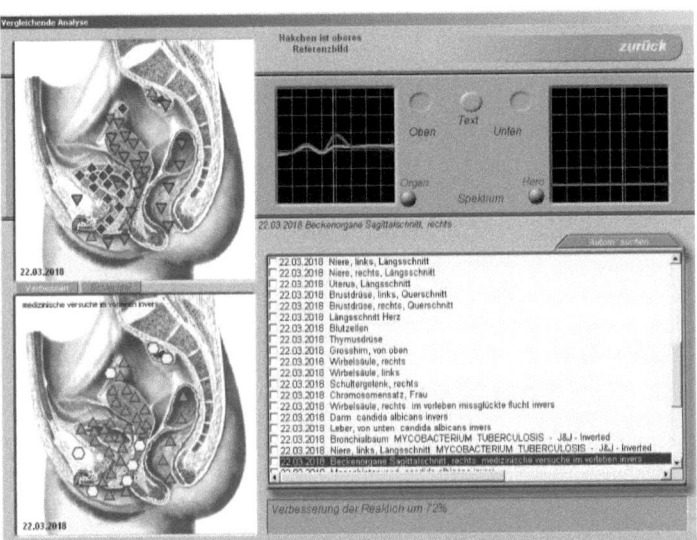

Abb. 15: *Beckenorgane Sagittalschnitt: Deutliche energetische Belastung im Bereich der Harnblase, bei Invertierung von Medizinische Versuche im Vorleben kommt es zu einer Verbesserung des energetischen Befundes um 72%. Ganz offensichtlich liegt noch ein Blasenkatheter in der Harnblase. Bei aurachirurgischer Prüfung am Anatomieatlas zeigt sich tatsächlich eine entsprechende Resonanz.*

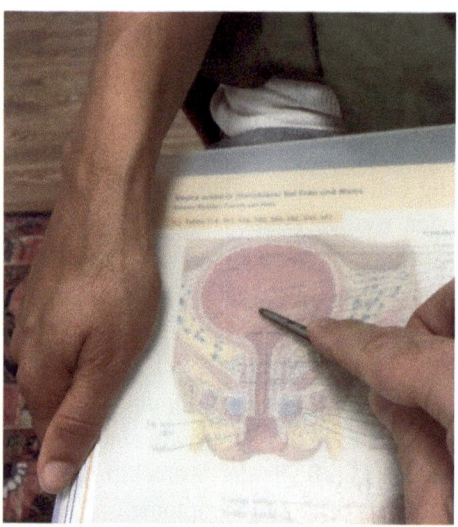

Abb. 16: *Druck auf die Abbildung der Harnblase mit der chirurgischen Pinzette: Der Patient beschreibt eine diskrete Empfindung, die jedoch nicht als signifikante Resonanz eingeschätzt werden kann.*

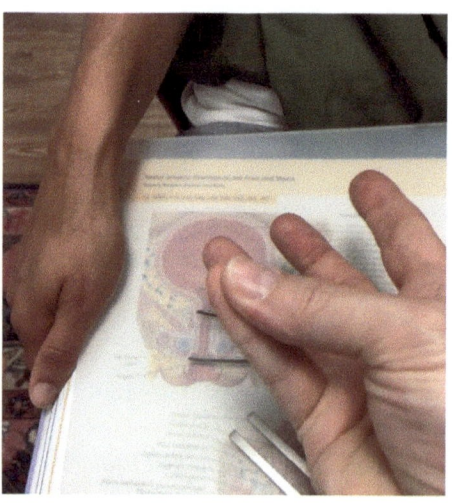

Abb. 17: *Resonanzverstärkung durch energetische Bewusstseinstechniken: Die Harnblase gehört nach TCM-Logik zum Element „Wasser", entsprechend nimmt der Therapeut zur Verstärkung der Resonanz die Handposition für das Element Wasser ein. Dieses Manöver führt tatsächlich in vielen Fällen zu einer verstärkten Empfindung beim Patienten, so auch in diesem Fall. Erläuterungen zu energetischen Bewusstseinstechniken finden Sie im Lehrbuch der Aurachirurgie.*

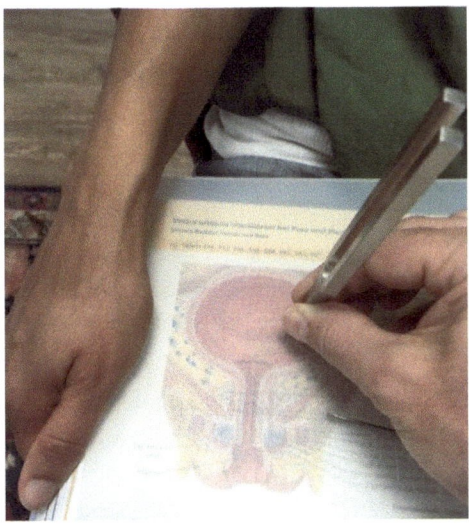

Abb. 18: *Nach Ziehen des virtuellen Blasenkatheters mit der chirurgischen Pinzette erfolgt die aurachirurgische Behandlung der Harnblase mit der Stimmgabel: Diese Behandlung hat einen beruhigenden Effekt auf die organischen Strukturen.*

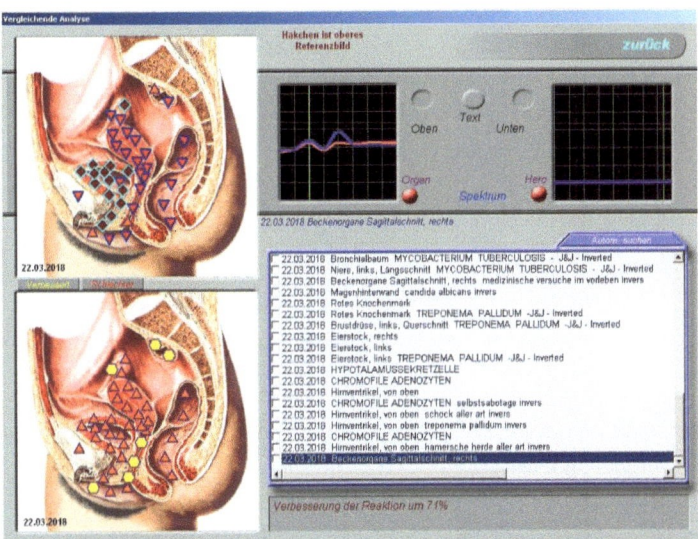

Abb. 19: *Beckenorgane Sagittalschnitt: Nach aurachirurgischer Entfernung des Blasenkatheters wird nachgemessen: Die energetische Belastung hat gegenüber dem Ausgangsbefund um 71% abgenommen.*

Schulterschmerzen

Anamnese: Es kommt eine 54-jährige Patientin, die seit zwei Monaten unter Schulterschmerzen auf der linken Seite leidet, die rechte Schulter ist unauffällig. Sie könne ihr geliebtes Yoga nur noch eingeschränkt praktizieren. Befragt nach einer möglichen Ursache gibt die Patientin an, dass sie die letzten Monate morgens immer sehr kalt geduscht habe, und dass sie als Rechtshänderin den Duschkopf lange Zeit immer auf die linke Schulter gerichtet gehalten habe. Es sei ihre Vermutung, dass sie sich dieses Problem wohl selbst verschuldet habe. Bereits seit drei Wochen mache sie das nicht mehr, aber die Schmerzen würden nicht besser.

Aurachirurgie: Es zeigt sich eine sportliche und schlanke Patientin, deren Schulterbeweglichkeit links deutlich eingeschränkt ist. Insbesondere beim Heben und Rückführen des Armes ist eine Blockade vorhanden, die äußerst schmerzhaft wird.

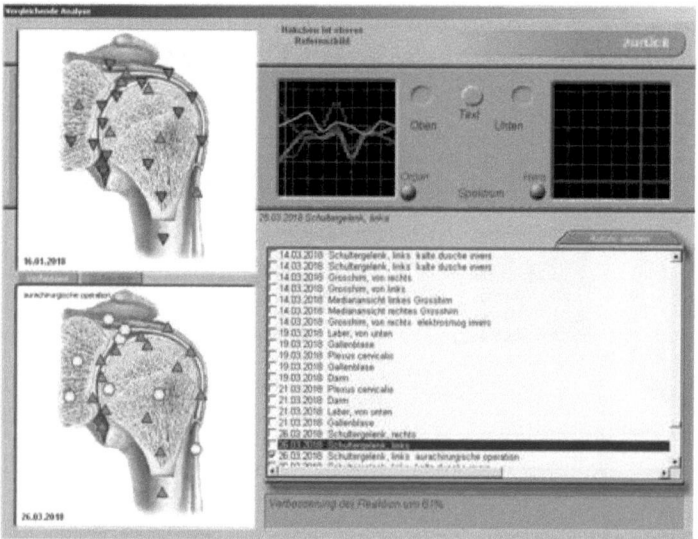

Abb. 20: Schulter links: Es zeigt sich eine energetische Störung in Form von zahlreichen nach unten zeigenden Dreiecken, die sich bei Testung von Aurachirurgische Operation um 61% verbessert. Eine solche Voranfrage, ob eine aurachirurgische Operation überhaupt sinnvoll ist und mit welcher Verbesserung auf Grund der Operation rechnen darf, ist im Vorfeld immer sinnvoll. Eine solche Anfrage zeigt auch, ob der Aurachirurg durch den chirurgischen Eingriff unter Umständen sogar mehr Schaden anrichtet als Nutzen stiftet.

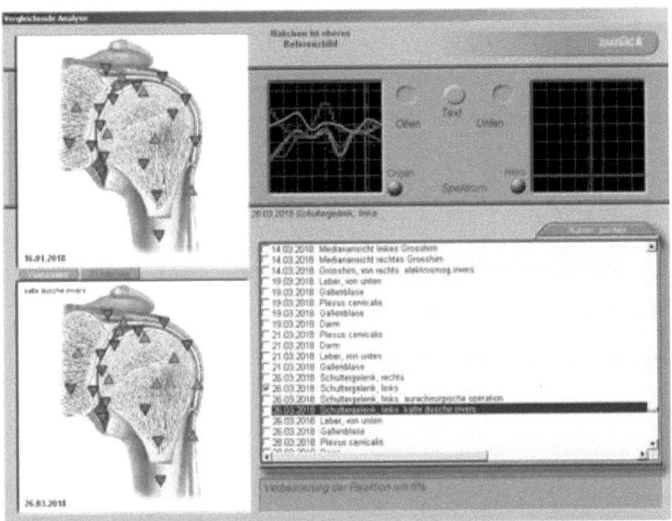

Abb. 21: *Schulter links: Bei Invertierung von Kalte Dusche zeigt sich eine Ver-*
besserung des energetischen Befundes um 6%. Das zeigt, dass die kalten Du-
schen nur in geringem Umfang für die aktuellen Probleme verantwortlich zu
machen sind, sondern dass weitere Faktoren eine Rolle spielen dürften.

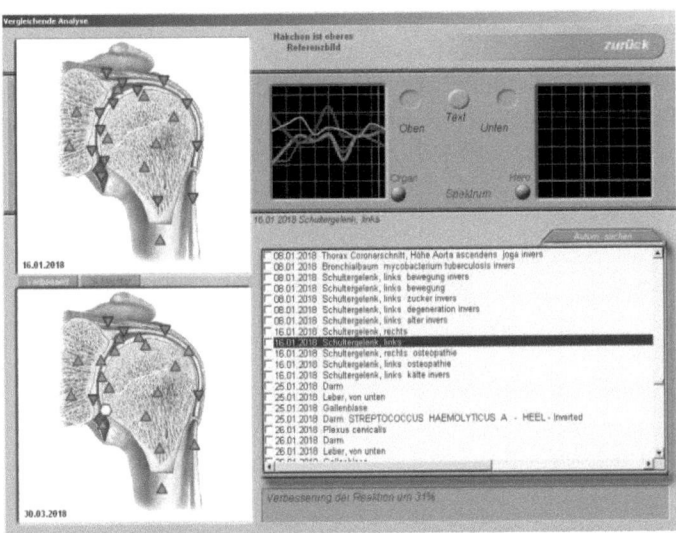

Abb. 22: *Schulter links: 10 Wochen nach der Behandlung zeigt sich ein um 31%*
energetisch deutlich verbesserter Zustand, auch die klinische Symptomatik hat
sich deutlich gebessert. Der Arm kann jetzt wieder fast vollständig nach hinten
und oben gedreht werden.

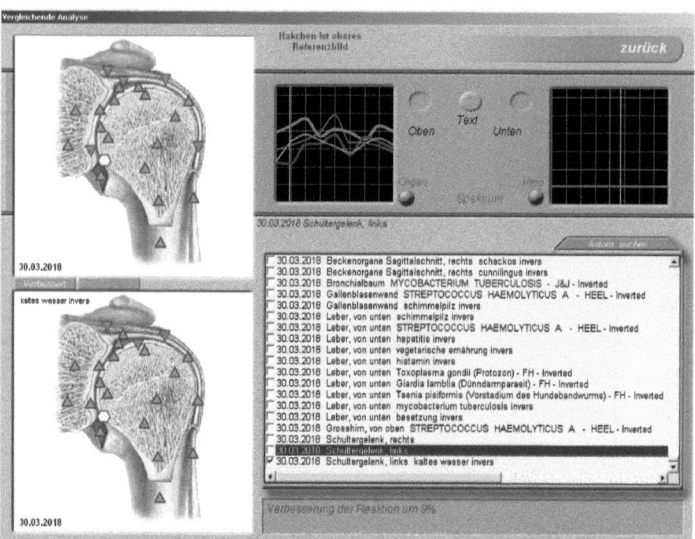

Abb. 23: *Schulter links: Nach wie vor besteht Verbesserungspotenzial durch die Invertierung der Information von kaltem Wasser um 9%. Entsprechend wird diese Information wieder auf Globuli aufgespielt und die Patientin weiter behandelt.*

Bewertung: Es wird eine aurachirurgische Operation durchgeführt, indem der Gelenkspalt von Fremdkörpern und Kalkablagerungen gesäubert wird. Die Patientin geht dabei gut in Resonanz. Nach insgesamt 16 Wochen sind die Beschwerden schließlich verschwunden, die Beweglichkeit der linken Schulter hat wieder den ursprünglichen Umfang erreicht.

Weiße Hautflecken

Anamnese: Der 50-jährige Patient kommt wegen einer vordiagnostizierten Vitiligo[2] in die Behandlung. Er habe seit mehreren Jahren entsprechende Herde an mehreren Körperstellen, insbesondere an den Armen, den Ellenbogen, aber auch im Gesicht, wo er es als besonders störend empfinde. Bisherige Therapieversuche beim Dermatologen wie Cortisonsalben oder auch Bestrahlungen mit UV-Licht hätte keine Besserung gebracht. Der Patient ist aktuell besorgt, weil die Herde nicht ab-, sondern eher zunähmen.

Aurachirurgie: In der aurachirurgischen Exploration findet sich das karmische Muster des Sklavenjochs, das erfolgreich aufgelöst wird.

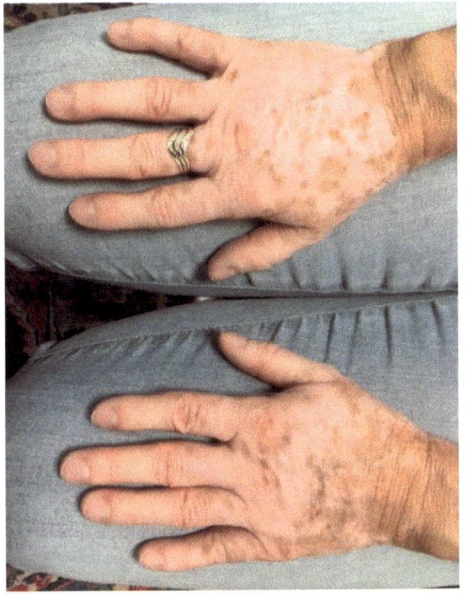

Abb. 24: Vitiligo-Herde an der Streckseite des Unterarms. Bemerkenswert ist die scharfe Abgrenzung zur umgebenden normal gefärbten Haut und die Einsprengsel von nicht befallener Haut in die weiß gefärbten Areale.

---

[2] Vitiligo ist eine durch fleckenartigen Pigmentverlust gekennzeichnete, häufige und kosmetisch bedeutsame Dermatose, deren Ursache die Zerstörung von Melanozyten in der Epidermis ist. Sie ist ein erworbener Melaninmangel, der mit Autoimmunerkrankungen wie Hashimoto-Thyreoiditis oder Diabetes mellitus Typ 1 assoziiert sein kann. Vitiligo betrifft vorwiegend Jugendliche bzw. Menschen in der ersten Lebenshälfte. Es findet sich eine familiäre Häufung. Folgende Symptome sind typisch: Völlig depigmentierte, kalkweiße, ansonsten unauffällige Flecken, rundlich und scharf abgegrenzt, hauptsächlich um Augen, Nase, Mund, sowie an häufig traumatisierten Stellen (Ellenbogen) meist symmetrischer Befall.

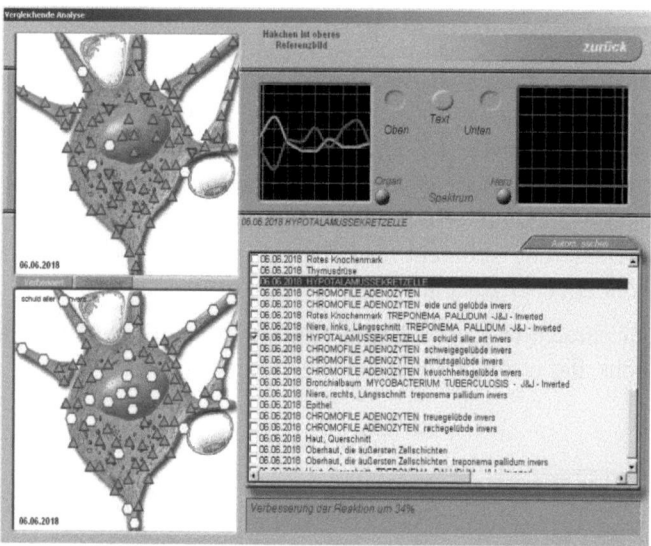

Abb. 25: *Hypothalamussekretzelle: Es zeigt sich ein energetisch durchaus akzeptabler Befund, der unter Umständen gar nicht dazu anhält, nach möglichen Kausalitäten einer Belastung zu suchen. Invertiert man aber Schuld aller Art, so verbessert sich der energetische Befund deutlich um 34%.*

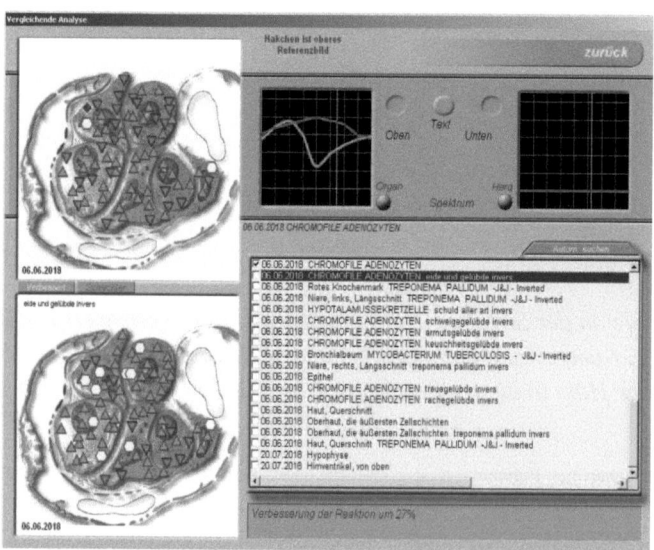

Abb. 26: *Chromophile Adenozyten: Diskrete energetische Schwäche, bei Invertierung von Eide und Gelübden verbessert sich der energetische Befund um 27%.*

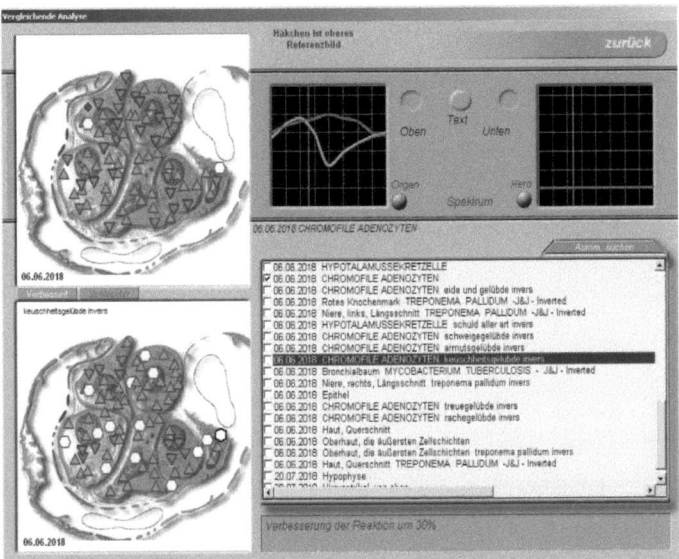

Abb. 27: *Chromophile Adenozyten: Bei Invertierung von Keuschheitsgelübde verbessert sich der energetische Befund um 30%.*

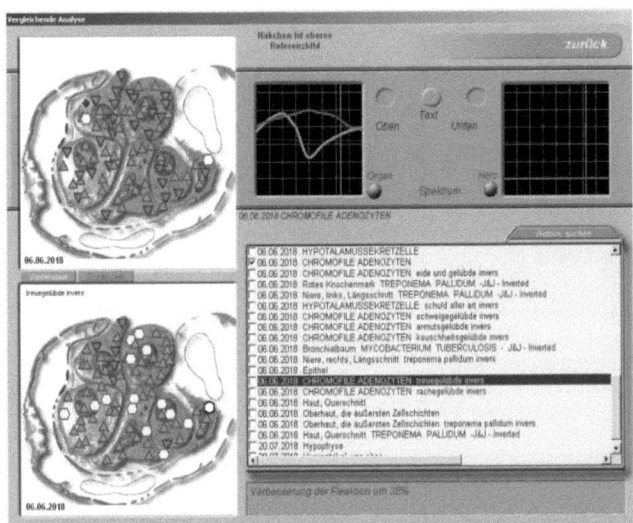

Abb. 28: *Chromophile Adenozyten: Bei Invertierung von Treuegelübde verbessert sich der energetische Befund um 38%. Je „richtiger" der Treffer, umso höher die Quote. Während Eide und Gelübde den übergeordneten Zusammenhang mit 27% beschreiben, werden Keuschheits- und Treuegelübde in den jeweiligen Spezialquoten immer höher.*

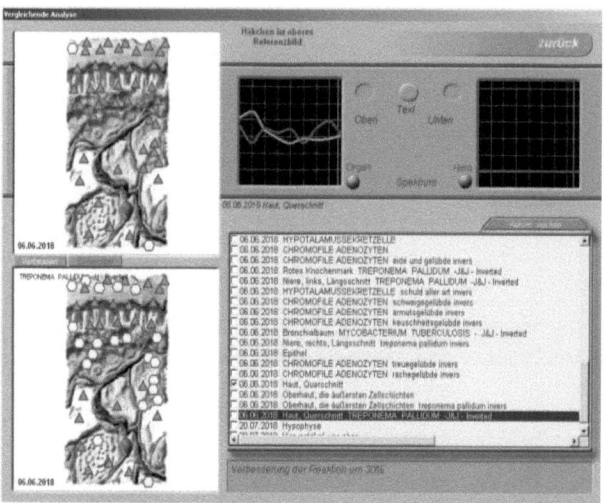

Abb. 29: *Haut Querschnitt: Auch hier zeigt sich im oberen Ausgangsbefund zunächst ein energetisch unauffälliger Wert. Invertiert man aber Treponema pallidum, so kommt es zu einer deutlichen Verbesserung des energetischen Befundes um 30%. Die Verbesserung betrifft insbesondere die Areale, in denen die für die Erkrankung verantwortlichen Melanozyten zu finden sind (epidermale Basalzellschicht).*

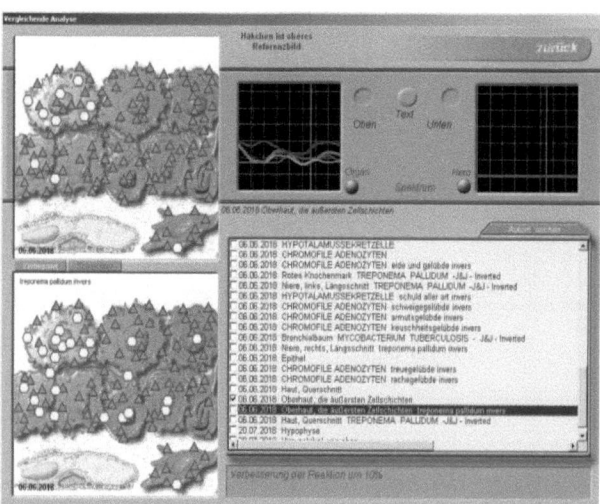

Abb. 30: *Oberhaut äußere Zellschichten: Hier kommt es ebenfalls zu einer Verbesserung des energetischen Befundes, jedoch nur um 10%, bedingt durch die Tatsache, dass die epidermale Basalzellschicht hier nicht abgebildet wird.*

Bewertung: Häufig, allerdings nicht im vorliegenden Fall, finden sich bei Vitili-go-Patienten Schockerlebnisse, die von den Patienten vielfach eindrucksvoll beschreiben werden können. Entsprechende energetisch-informatorische Belastungen zeigen sich in der NLS-Analyse typischerweise auf den Organstrukturen wie Hirnventrikel, Hypothalamussekretzelle oder auch Hypophyse. Die aurachirurgische Behandlung erfolgt durch die energetisch-informatorische Ausleitung des Schocks mittels entsprechend invertiert programmierter Globuli. Diese Form der Behandlung ist insofern bemerkenswert, als das Schockerlebnis in dieser Form nicht intellektuell aufgearbeitet wird, sondern die damit verbundene energetische Belastung einfach „nur" ausgeleitet wird. Die intellektuelle Aufarbeitung mittels Psychotherapie kann zusätzlich erfolgen, allerdings sind entsprechende Erlebnisse der Vergangenheit in vielen Fällen einer entsprechenden Gesprächstherapie gar nicht zugänglich. Schafft es der Aurachirurg hingegen, die energetisch- informatorische Belastung auf den entsprechenden Organsystemen auszuleiten, verändert sich die seelische Konstitution des Patienten und die weißen Flecken beginnen abzublassen.

Weitere aurachirurgische Aspekte finden sich im Sinne der Autoaggressionserkrankung als energetisch-informatorische Belastungen des Roten Knochenmarks durch das Miasma von Treponema pallidum, was bekanntlich zu Selbstzerstörungsprozessen im Körper führen kann. Interessanterweise zeigen sich solche Belastungen nicht zwingend auf dem Roten Knochenmark, können aber in der NLS-Analyse sehr wohl direkt auf den Hautstrukturen nachgewiesen werden, so auch im vorliegenden Fall. Interessant ist die Entsprechung der Bezeichnungen: Der Begriff „Selbstzerstörung" bzw. „Selbstzerstörungsprogramm" durch Treponema pallidum in der Aurachirurgie spiegelt sich im Begriff der „Augoaggressionserkrankung", wie dies in der Schulmedizin terminologisch verwendet wird.

Seelische Themen, insbesondere Schuldbelastungen, sichtbar auf der Hypothalamussekretzelle in der NLS-Analyse, aber auch Eide und Gelübde, insbesondere Keuschheits- und Treuegelübde, sichtbar auf den chromophilen Adenozyten und auf der Thymusdrüse in der NLS-Analyse, finden sich ebenfalls gehäuft im Zusammenhang mit Vitiligo-Erkrankungen. Die Vitiligo-Flecken sind in diesem Kontext zu interpretieren als Markierungen oder Kennzeichnungen eines zugrunde liegenden Seelenthemas nach außen, so wie man das von Hautmalen her kennt, wenngleich Vitiligo-Herde in der Dermatologie nicht zu den Hautmalen gerechnet werden. Der Versuch der Seele, sich im Rahmen eines Keuschheits- und Treuegelübdes durch die unästhetisch gefleckte Haut nach außen hin unattraktiv und wenig begehrenswert zu machen.

Aus energetisch-informatorischer Sicht ist ein Kumulationseffekt wahrscheinlich: Die zugrunde liegende Belastung durch Treponema pallidum wird durch zusätzlich seelische Themen, z.B. Schockerlebnisse oder andere seelische Themen wie Schuld, Eide und Gelübde, Sklavenjoch verstärkt, was dann schließlich zum Ausbruch der Erkrankung führt. Die Aurachirurgie bietet die einmalige Möglichkeit, mit Hilfe der NLS-Analysen an den jeweiligen Organsystemen nach entsprechenden energetisch-informatorischen Belastungen zu suchen und durch Ausleitungen und Auflösungen eine Behandlung an der „Wurzel des Problems" durchzuführen. Mit keiner anderen gegenwärtig verfügbaren medizinischen Methodik gelingt das nur im Ansatz.

Handgelenksschmerzen

Anamnese: 19-jährige Patientin stellt sich vor wegen ihrer seit mehreren Wochen bestehenden Handgelenksschmerzen auf der linken Seite. Die rechte Seite sei schmerzfrei. Befragt nach möglichen Auslösern gibt die Patientin an, vor einigen Tagen eine größere Fahrradtour unternommen zu haben, die recht anstrengend gewesen sei. Auch könne sie sich vorstellen, dass ihr die körperlichen Anstrengungen im Yoga zu viel seien.

Aurachirurgie: Bei der Exploration der karmischen Muster zeigt sich nur die Belastung durch die Missglückte Flucht im Vorleben mit einer Fallneigung nach links. Es findet sich kein karmisches Muster des Sklavenjochs oder des Prangers in der kinesiologischen Prüfung, wo sonst typischerweise Probleme der Handgelenke durch entsprechende Fesselungen der Hände auftreten können. Die Missglückte Flucht im Vorleben mit einer Fallneigung nach links und somit auf die gleiche Seite, auf der auch die Schmerzhaftigkeit des Handgelenks besteht, wird als nicht kausal betrachtet.

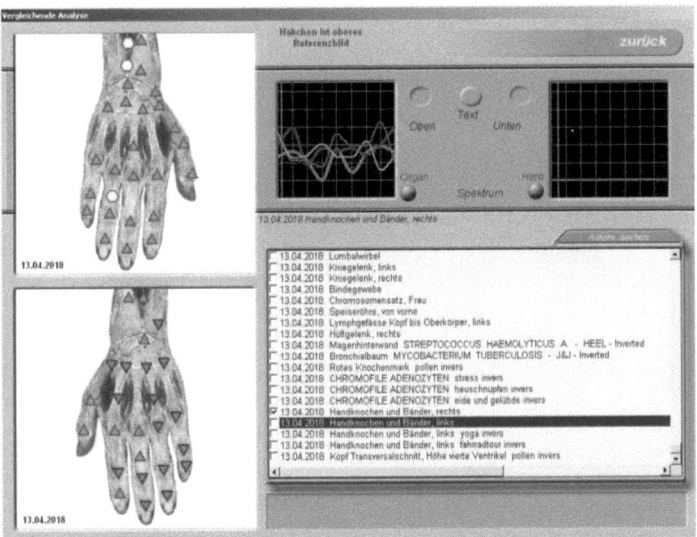

Abb. 31: Seitenvergleich der Hände: Die rechte Hand ist energetisch in Ordnung, auf der linken Seite im unteren Bild findet sich eine energetische Schwäche, korrespondierend zu der von der Patienten beschriebenen Symptomatik.

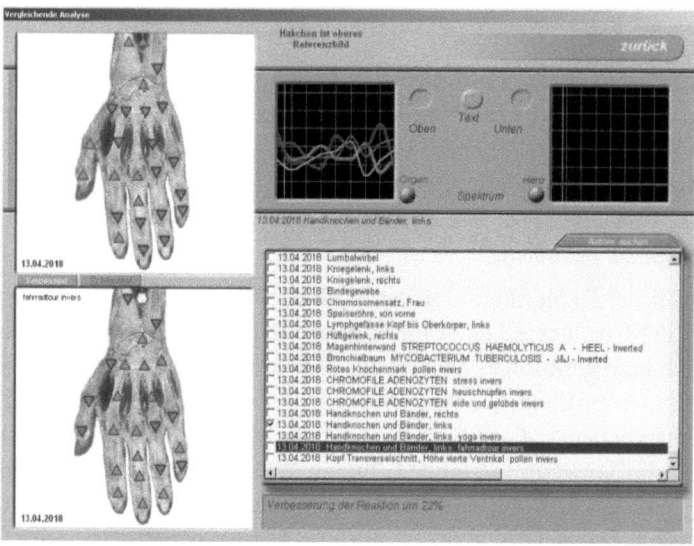

Abb. 32: *Linke Hand: Bei Invertierung von Fahrradtour zeigt sich eine Verbesserung des energetischen Befundes um 22%.*

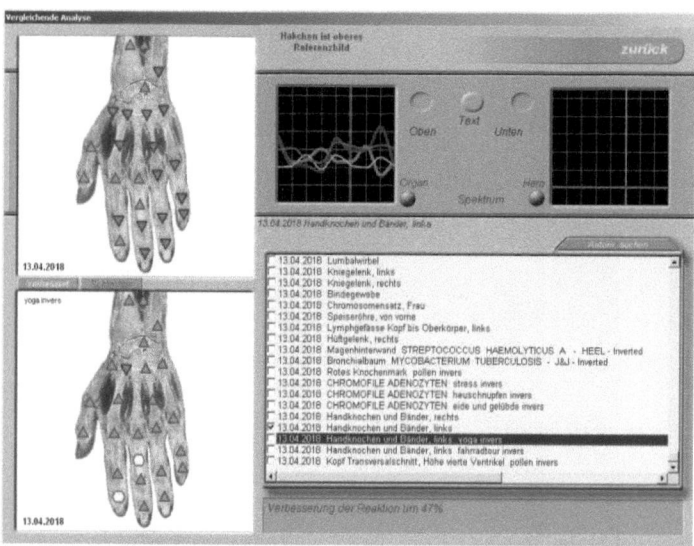

Abb. 33: *Linke Hand: Bei Invertierung von Yoga zeigt sich eine Verbesserung des energetischen Befundes um 47%.*

Bewertung: Dieser an sich harmlose Fall wurde in das Buch aufgenommen, weil er eindrucksvoll zeigt, wie gut nicht nur die Seitenlokalisation, sondern auch die Schwere der Schmerzsymptomatik mit den Angaben in der NLS-Analyse korrelieren. Schulmedizinisch existiert hier keine Möglichkeit der Objektivierung, denn weder eine Röntgenaufnahme noch eine andere Untersuchung würden hier irgendeinen Befund aufweisen. Auch die Zuordnung zu einer Kausalität ist beeindruckend: Beide Aktivitäten, sowohl das Radfahren als auch das Yoga, scheinen das Handgelenk der linken Seite überbeansprucht zu haben, das Yoga allerdings wohl deutlich stärker als das Radfahren. Nach 2 Wochen der Schonung sind die Beschwerden auch ohne aurachirurgische Intervention spontan verschwunden. Eine aurachirurgische Behandlung war nicht notwendig.

Bewusstlosigkeiten

Anamnese: 72-jähriger Patient kommt in die Praxis wegen seiner immer wieder auftretenden Bewusstlosigkeiten. Etwa dreimal im Jahr komme es zu solch einem Vorfall. Wenn er esse, würde er blass, es würde ihm schlecht, er müsse sich dann hinsetzen und verliere bisweilen sogar das Bewusstsein. Er habe sich bei einem Internisten untersuchen lassen, aber alles sei soweit unauffällig. Insbesondere habe er keine Herzprobleme, da seien alle Untersuchungen normal gewesen. Auch habe er bislang noch nie Schmerzen in der Brust gehabt, bislang sei er immer gesund gewesen. Er rauche 3 Zigaretten am Tag und das seit vielen Jahren.

Aurachirurgie: In der aurachirurgischen Exploration zeigen sich keine auffälligen karmischen Muster. Der Patient ist sportlich und schlank, die Zunge belegt.

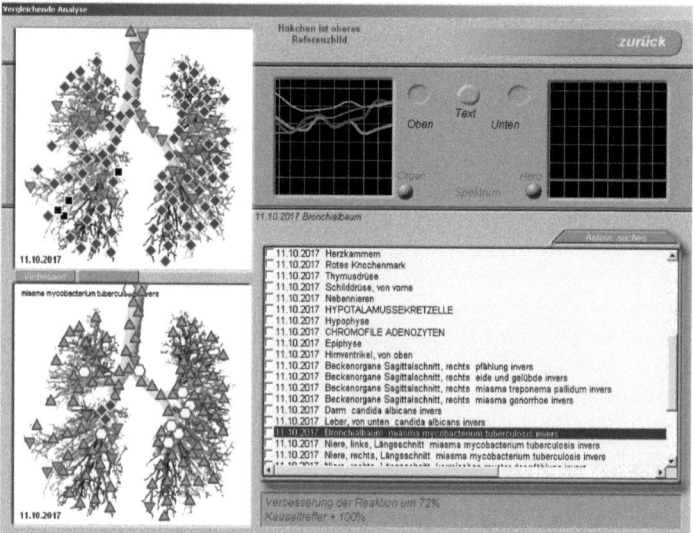

Abb. 34: Bronchialbaum: Energetische Störung, bei Invertierung von Mycobacterium tuberculosis kommt es zu einer Verbesserung des energetischen Befundes um 43%. Es handelt sich hierbei nicht um eine Tuberkulose-Infektion, sondern um eine epigenetisch von Vorfahren vererbte Tuberkulose-Information. Eine solche informatorische Belastung bezeichnet man als Miasma. Ein Vorfahre muss eine Tuberkuloseinfektion erlitten haben. Die energetische Belastung bei Nachfahren bleibt im Bestfall asymptomatisch, kann aber auch eine Schwachstelle im Körper bilden, die zu chronisch rezidivierenden Bronchitiden oder gar Asthma bronchiale führen kann.

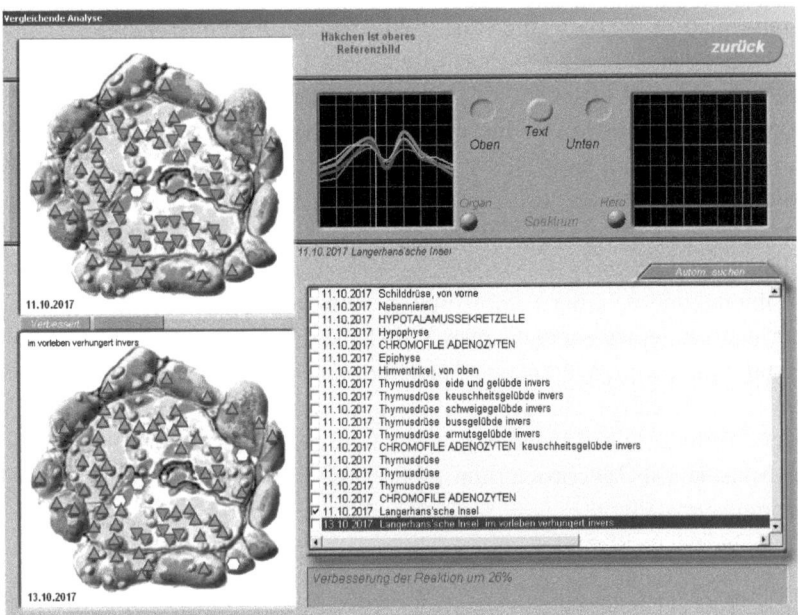

Abb. 35: *Langerhans'sche Inselzellen, Produktionsort von Insulin in der Bauchspeicheldrüse: Energetische Belastung, bei Invertierung von Mycobacterium tuberculosis zeigt sich eine Verbesserung des energetischen Befundes um 47%. Diese Situation beschreibt die Information einer Auszehrung durch Tuberkulose im Vorleben: Im Unterbewusstsein der betreffenden Person besteht der latente Wunsch nach Essenaufnahme, insbesondere kohlenhydratreicher Ernährung, um die Situation einer drohenden Auszehrung von vornherein zu vermeiden. Auch suchthaftes Verlangen nach Süßem und Ersatzstoffen spielt hier eine Rolle.*

Bewertung: Bei dem vom Patienten beschriebenen Beschwerdebild handelt es sich um ein sog. Dumping-Syndrom. Unter Dumping-Syndrom versteht man einen Symptomenkomplex aus abdominellen Beschwerden und Störungen der Vasomotorik (reflektorische Gefäßerweiterung der abdominellen Gefäße durch schnelles Essen von großen Mengen mit Versacken des Blutes im Bauchraum und entsprechender Minderdurchblutung im Gehirn mit folgender Bewusstlosigkeit). Direkt im Anschluss an die Nahrungsaufnahme treten krampfartige Schmerzen, Übelkeit, Erbrechen, Brechreiz, starke Müdigkeit sowie Kreislaufsymptome auf. Das Syndrom findet sich insbesondere nach einer Magenoperation, kann aber bei zu schneller und übermäßiger Essensaufnahme auch spontan auftreten. Interessant ist in diesem Zusammenhang aber die Frage, warum der Patient so übermäßig und schnell Nahrung zu sich nimmt. Ganz offensichtlich besteht das Muster des „Verhungerns im Vorleben", bedingt durch die energetisch-informatorische Belastung durch Mycobacterium tuberculosis auf den Bronchien und den Langerhansschen Inselzellen. Der Patient ist im Vorleben verhungert, die aktuell exzessiven Essensaufnahmen sind die logische Konsequenz, denn das Unterbewusstsein verlangt nach Nahrung. Im Extremfall geht das bis zu einem Dumpingsyndrom mit Bewusstseinsverlust. Die vermehrte Aufnahme von insbesondere kohlenhydratreicher Nahrung führt zu einer Besiedelung des Darms mit Candida albicans und einer energetischen Darmschwäche mit Zungenbelag. Die energetische Belastung des Darms führt zu einer Störung des Mikrobioms und zu einer Fehlresorption von Nahrungsbestandteilen, diese wiederum dann zu einer energetischen Schwäche der Leber mit den lebertypischen Symptomen von Müdigkeit, Schlafstörungen, Sehstörungen, Lichtempfindlichkeit, schweißige Hände, Muskel- und Gelenkschmerzen, emotionale Unausgeglichenheit. Die Behandlung besteht in der homöopathischen Ausleitung des Miasma von Mycobacterium tuberculosis sowie einer Darmsanierung mit Ernährungsumstellung.

Bläschen an der Brust

Anamnese: Ein 13-jähriger Patient kommt in die Behandlung wegen seiner schmerzhaften Bläschen an der Brust. Der Hausarzt habe vor 3 Wochen einen Herpes zoster[3] diagnostiziert, seitdem seien die Bläschen allmählich wieder zurückgegangen, geblieben sei jedoch ein brennender Schmerz und leichte Sensibilitätsstörungen mit einem Kribbeln. Als Therapie habe er einen Puder bekommen, was recht wohltuend war. Der Patient hat als 6-jähriger eine Windpockeninfektion durchgemacht. Befragt nach einem aktuellen Anlass im Sinne einer besonderen psychischen Belastung vor 3 Wochen meint er, da sei er im Prüfungsstress gewesen. Er sei ein sehr guter und ehrgeiziger Schüler, allerdings leide er unter seiner Zwanghaftigkeit, über die sich die ganze Familie schon lustig mache. Abends vor dem Zubettgehen müsse er mehrmals kontrollieren, ob die Bettdecke tatsächlich richtig liegt, ob alle Kanten der Nähe einigermaßen glatt seien, ob niemand unter dem Bett liege u.v.m. Er empfinde diese Zwanghaftigkeit allerdings nicht als besonders störend, sondern habe sich damit über die Jahre hinweg arrangiert.

Aurachirurgie: In der aurachirurgischen Exploration zeigt sich das karmische Muster der missglückten Flucht mit einer Fallneidung nach rechts in ausgeprägter Weise. Zusätzlich findet sich ein schweres Sklavenjoch mit der Unmöglichkeit des Sprechens vor großen Menschenmengen und Schwarze Magie.

---

[3] Der Herpes zoster ist die Zweitmanifestation einer Infektion mit Varizella-Zoster-Viren, die nach erfolgter Erstinfektion (Windpocken) in den Gliazellen der Spinalganglien lebenslang persistieren. Die Erkrankung ist weltweit verbreitet und tritt meist sporadisch auf. Die Inzidenz beträgt etwa 400/100 000, die Prävalenz 80/100 000 Einwohner. Der Erkrankungsgipfel liegt etwa zwischen dem 50. und 70. Lebensjahr, ohne Geschlechtsunterschied. Die Infektion führt in der Regel zu einer lebenslangen Immunität. Ein erneuter Ausbruch ist jedoch möglich. Der Herpes zoster wird durch eine endogene Reaktivierung neurotroper Varizella-Zoster-Viren bei bestehender, oder neu aufgetretener Immundefizienz (beispielsweise bei Tumorleiden, AIDS, immunmodulierende Therapie), ausgelöst. Die Erstinfektion durch Varizella-Zoster-Viren führt zu Windpocken (Varizellen). Nichtimmunisierte Kinder oder Erwachsene können sich beim Kontakt mit Zoster-Erkrankten durch Tröpfcheninfektion mit Varizellen infizieren. Die Exposition von Varizellen begünstigt auf der anderen Seite die Entwicklung eines Zosters. Wurde eine Infektion durchlaufen, nisten sich die Varizellenviren in den Ganglien der Spinalnerven ein und verharren dort über Jahre oder gar Jahrzehnte, bis durch einen schwächenden Impuls die Reaktivierung erfolgt. Die Erkrankung beginnt mit Prodromi wie Abgeschlagenheit, Kopf- und Gliederschmerzen, leichter Temperaturerhöhung, seltener Nackensteifigkeit. Nach einiger Zeit treten dumpfe, ziehende, manchmal heftige Schmerzen im Versorgungsgebiet des betroffenen Ganglions auf. Der Patient klagt zudem über Parästhesien wie Kribbeln und Ameisenlaufen. Etwa drei Tage nach Beginn der Prodromi entwickeln sich die typischen Hauteffloreszenzen:: Stecknadel- bis reiskorngrosse, wasserklare, Bläschen auf erythematösem Grund. Die Effloreszenzen sind in Gruppen und segmental angeordnet. Das klinische Bild aus typischen Effloreszenzen, in Verbindung mit Parästhesien und Schmerzen, führt zur Diagnose.

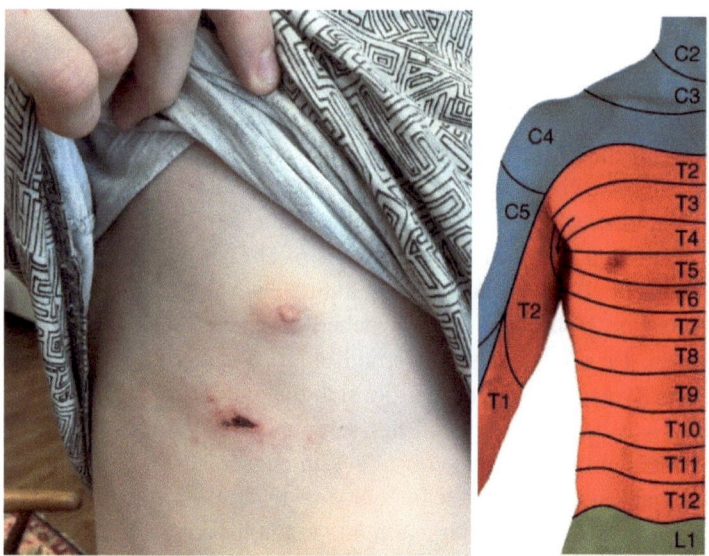

Abb. 36: *Thorax rechts zeigt Resteffloreszenzen eines Herpes zoster mit einem Schorf und narbiger Abheilung. Erkennbar sind noch die Reste von einzelnen Bläschen um den Zentralherd herum. Von der Lokalisation entspricht das dem Dermatom Th 7, wie auf der Abbildung rechts zu sehen ist.*

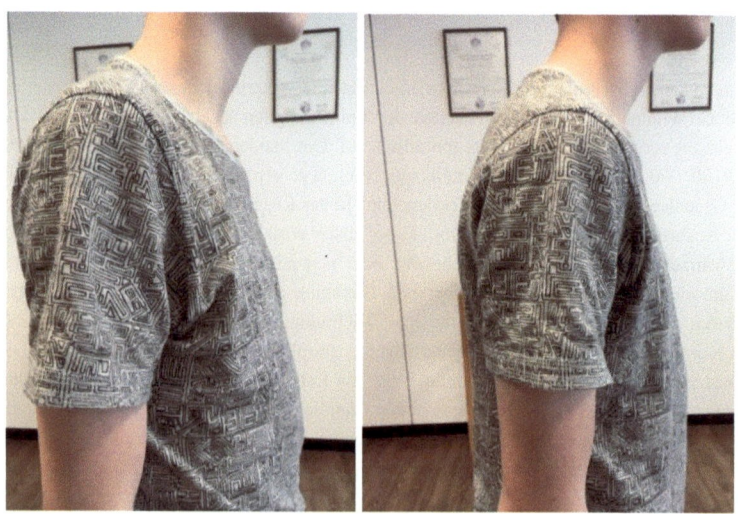

Abb. 37: *Der Patient zeigt zunächst eine erhebliche Verdrehung des Oberkörpers mit einer zurückgesetzten rechten Schulter bei einer Kyphoskoliose, was nach Auflösung der missglückten Flucht ausgeglichen ist. Die Perspektive beider Bilder ist leicht verschieden, aber der Effekt dennoch sichtbar.*

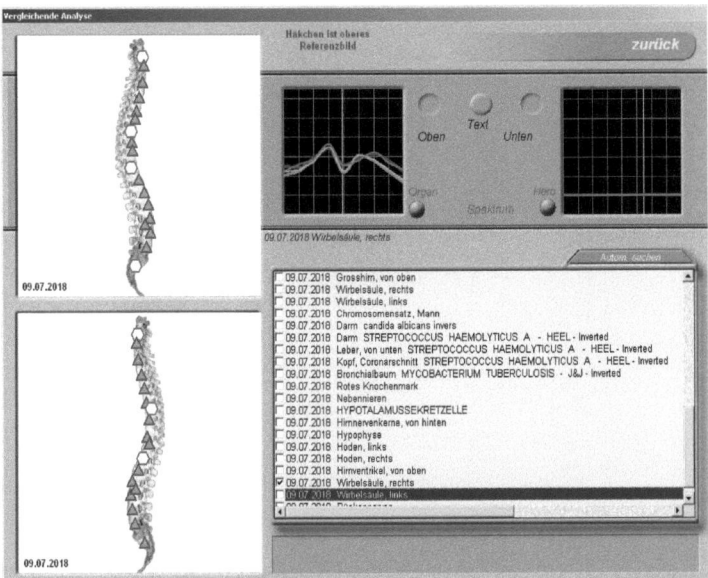

Abb. 38: *Wirbelsäule rechts und links: Energetische Seitendifferenz zu Ungunsten der rechten Seite.*

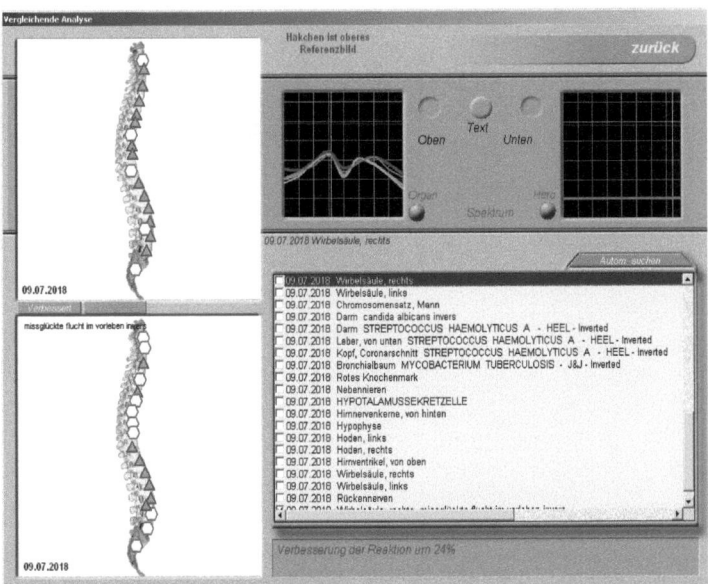

Abb. 39: *Wirbelsäule rechts: Bei Invertierung von Varizellen kommt es zu einer Verbesserung des energetischen Befundes um 24%.*

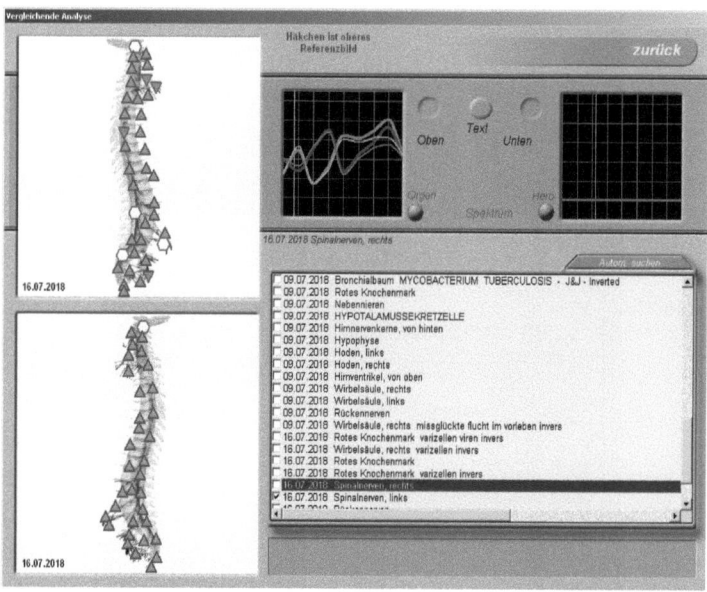

Abb. 40: *Spinalnerven rechts und links: Energetische Seitendifferenz zu Ungunsten der rechten Seite.*

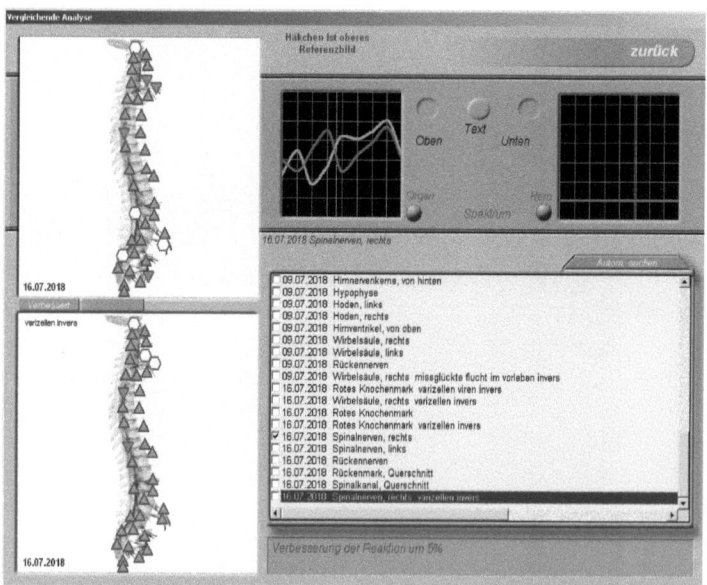

Abb. 41: *Spinalnerven rechts: Bei Invertierung von Varizellen kommt es zu einer Verbesserung des energetischen Befundes um lediglich 5%.*

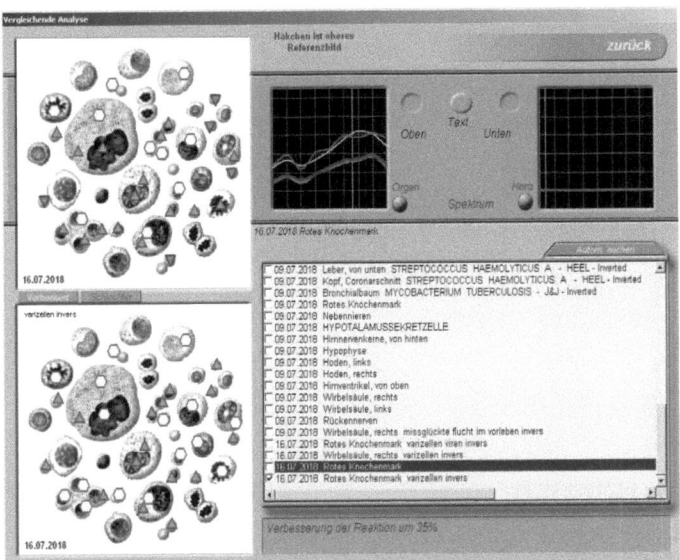

Abb. 42: *Rotes Knochenmark: Bei Invertierung von Varizellen kommt es zu einer Verbesserung des energetischen Befundes um 35%.*

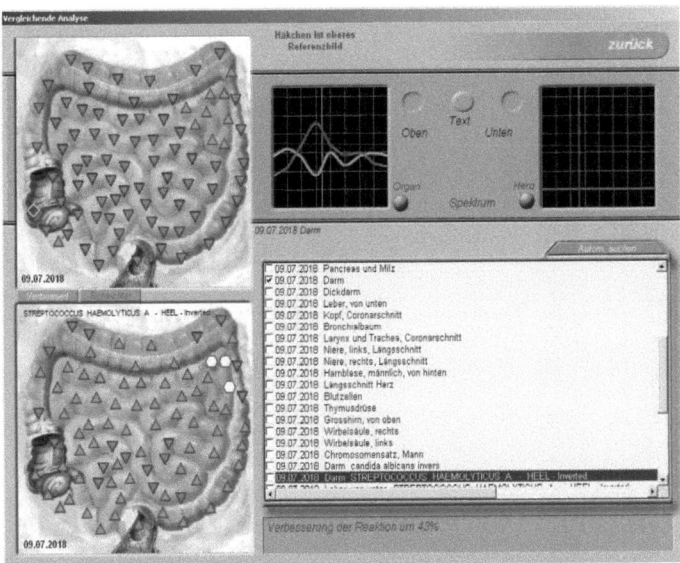

Abb. 43: *Darm: Energetische Störung, bei Invertierung von Streptococcus haemolyticus kommt es zu einer Verbesserung des energetischen Befundes um 43%, somit ein hoch signifikanter Befund.*

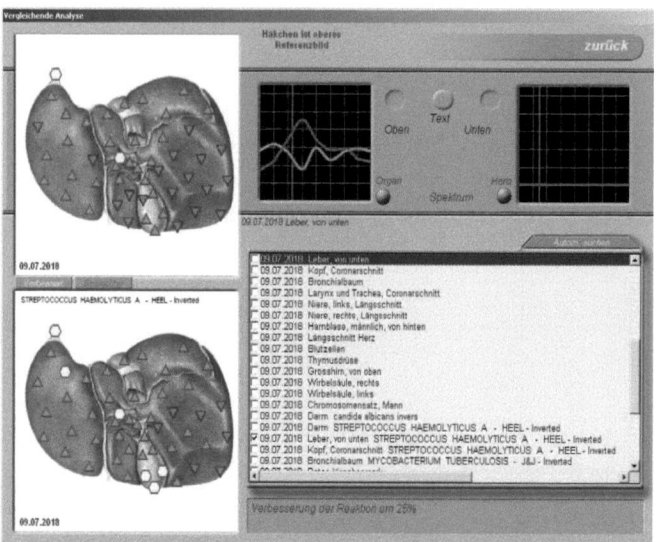

Abb. 44: *Leber von unten: Energetische Störung, bei Invertierung von Streptococcus haemolyticus kommt es zu einer Verbesserung des energetischen Befundes um 25%.*

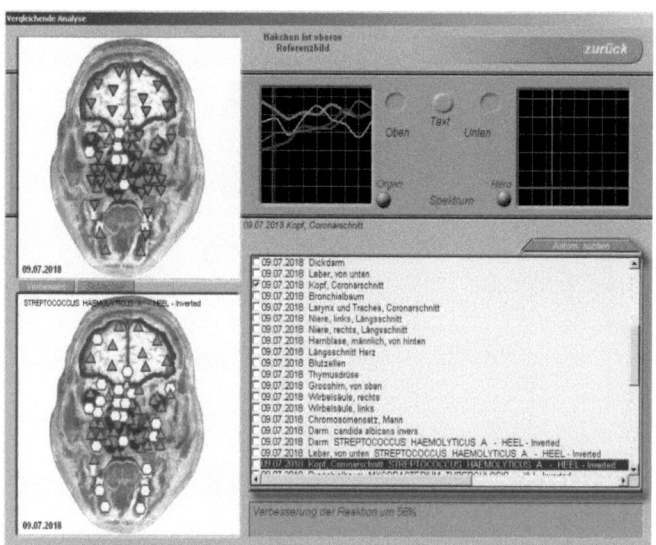

Abb. 45: *Kopf Coronarschnitt: Energetische Störung im Bereich der Nasennebenhöhlen, des Gehirns und der Zahnfleischtaschen, bei Invertierung von Streptococcus haemolyticus kommt es zu einer Verbesserung des energetischen Befundes um 58%.*

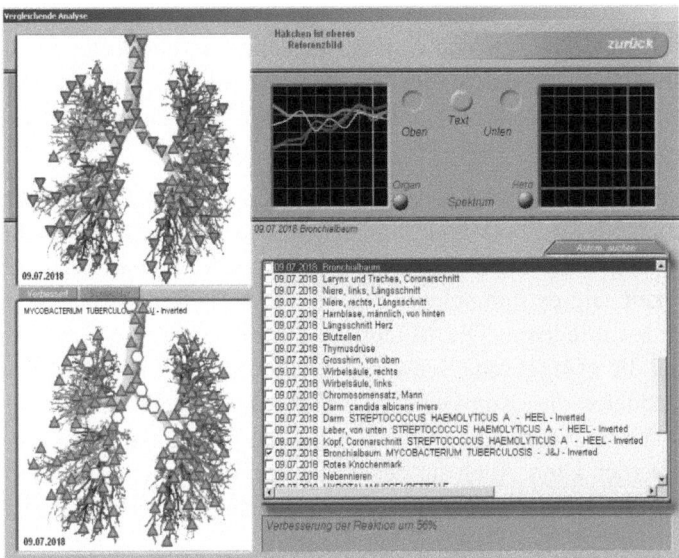

Abb. 46: *Bronchialbaum: Energetische Störung, bei Invertierung von Myco-bacterium tuberculosis kommt es zu einer Verbesserung des energetischen Befundes um 56%, somit ein hoch signifikanter Befund.*

Bewertung: Ein beeindruckender Fall, der zeigt, mit welcher Präzision aurachirurgisch diagnostiziert und auch therapiert werden kann. Die energetisch-informatorische Belastung der missglückten Flucht wird aurachirurgisch erfolgreich gelöst. In der sich anschließenden Untersuchung der Wirbelsäule geht der Patient im Segment Brustwirbelkörper 6-8 rechts in Resonanz, ansonsten nicht. Nachdem der Patient unter keinen Rückenschmerzen leidet, weder aktuell noch in der Vergangenheit, scheint es sich doch um eine organische Irritation auf Höhe Th 7 rechts zu handeln, die auf den segmentalen Spinalkanalnerven drückt. Ausgelöst wird dieses Bild durch das zugrunde liegende karmische Muster der missglückten Flucht mit einer eindeutigen Instabilität zur rechten Seite. Nach Durchführung der aurachirurgischen Stabilisierungsoperation an der Wirbelsäule mit Anbringen einer energetischen Strickleiter verschwindet die Resonanz auf Höhe von Th 7 in der Nachprüfung, auch steht der Patient deutlich gerader bzw. ist die Verdrehung im Oberkörper verschwunden.

Die geschilderte Zwangssymptomatik geht am ehesten mit dem karmischen Muster der Schwarzen Magie in Verbindung mit dem Sklavenjoch auf, was beides erfolgreich aurachirurgisch aufgelöst wird. Insbesondere der vom Patienten schon seit vielen Jahren bemerkte schwere Druck auf den Schultern mit einer deutlich eingeschränkten Beweglichkeit des Kopfes und chronischen Schulter-Nackenbeschwerden ist nach der aurachirurgischen Intervention wie weggeblasen. Es ist nicht auszuschließen, dass auch das Sklavenjoch zu der Problematik im Bereich der Brustwirbelsäule und dem entstandenen Herpes zoster beigetragen haben könnte, denn von vielen anderen Fällen ist bekannt, dass das karmische Muster des Sklavenjochs funktionelle und organische Störungen an der Wirbelsäule auslösen kann.

Zusätzlich finden sich noch immunologisch wirksame Dispositionsfaktoren wie z.B. die schwere energetische Belastung durch Streptococcus haemolyticus im Bereich des Darmes und der Leber. Passend dazu berichtet der Patient von einer chronischen Müdigkeit, die es ihm schwer mache, seine Hausaufgaben in der gewohnten Qualität zu erledigen. Die Müdigkeit dürfte durch zwei Faktoren bedingt sein: Einmal die energetische Schwäche der Leber durch Streptococcus haemolyticus, zum anderen die Exotoxinbelastung[4] durch Streptococcus haemolyticus als direkte Wirkung auf das ZNS, wie das in der NLS-Analyse eindrucksvoll gezeigt werden kann. Auch auf den Bronchien findet sich eine erhebliche energetische Störung, ausgelöst durch das epigenetisch vererbte Miasma der Tuberkulose.

Alle Faktoren zusammen, die immunologische Störung durch Streptokokken und Mykobakterien sowie die lokalen Effekte an der Wirbelsäule durch Sklavenjoch und Missglückte Flucht haben schließlich zu einer Reaktivierung der Varizellen im Spinalganglion auf Höhe von Th 7 rechts geführt. Durch die homöopathische Ausleitungstherapie von Streptokokken, Mykobakterien und der Varizellen verbessert sich die immunologische Situation des Patienten, durch die aurachirurgische Auflösung von Sklavenjoch und Missglückte Flucht werden die lokalen Dispositionsfaktoren entfernt. Auch die psychologische Belastung und somit Disposition auf Grund der Zwanghaftigkeit kann durch die aurachirurgische Entfernung des Sklavenjochs künftig deutlich verringert werden.

Der Fall zeigt eindrucksvoll, wie vielfältig die entsprechenden Kausalitäten sind, die zum Ausbruch einer für dieses junge Alter höchst ungewöhnlichen Erkrankung führen. Normalerweise sind es alte Leute, die einen Herpes zoster erleiden, aber keine 13-jährigen Kinder. Finden sich aber wie im vorliegenden Fall ausreichend belastende Faktoren aus karmischen, miasmatischen und daraus resultierenden psychologischen Kausalitäten, dann kann eine Herpes zoster Erkrankung sehr wohl auch bei jungen Menschen ausbrechen.

---

[4] Exotoxine: Erythrogene Toxine sind Exotoxine, die von bestimmten Stämmen der Bakteriums Streptococcus haemolyticus gebildet werden. "Erythrogen" bezieht sich dabei auf die Eigenschaft dieser Toxine, durch Schädigung der Blutkapillaren ein rotes Exanthem (Scharlach) zu erzeugen.

Krampfadern

Anamnese: Ein 62-jähriger Patient kommt in die Behandlung wegen seiner Jahrzehnten bestehenden schweren Krampfadern. Diese bereiten ihm große Probleme, Spannungsgefühle in den Beinen, immer wieder einmal Thrombosen, außerdem seien sie kosmetisch störend und höchst unappetitlich anzusehen. Operieren wolle er sie sich nicht lassen, da er schon einmal bei einer Vasektomie-Operation einen Narkosezwischenfall hatte, der ihn fast umgebracht hätte.

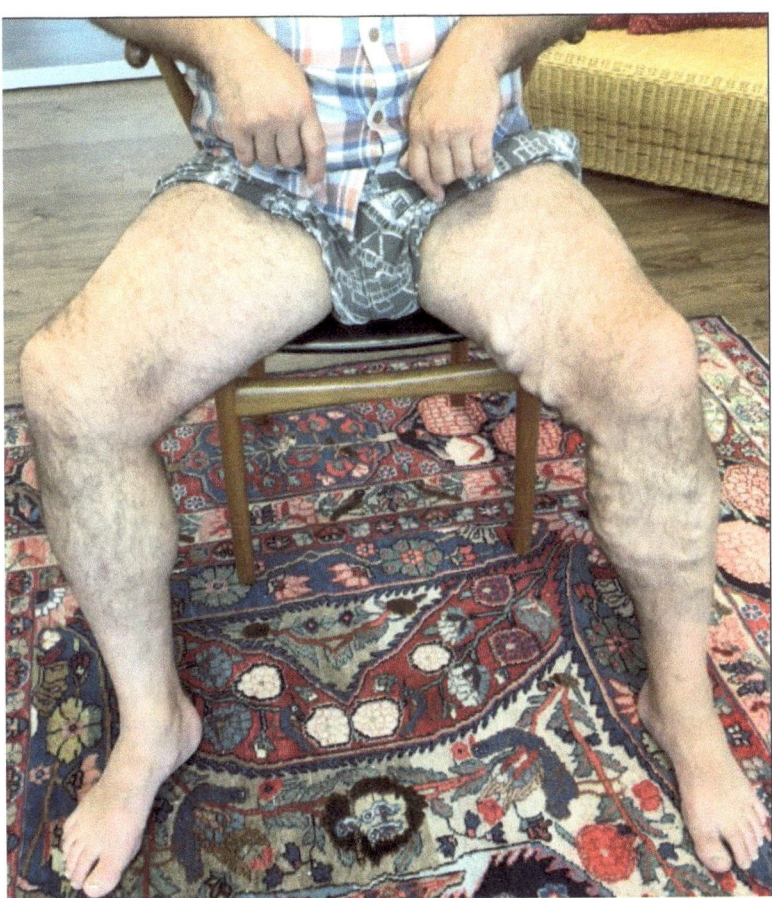

Abb. 47: Ausgeprägte Varikosis an beiden Beinen, sowohl im Unter- als auch im Oberschenkelbereich. Es finden sich große venöse Knoten bei insgesamt ödematös geschwollener Unterhaut.

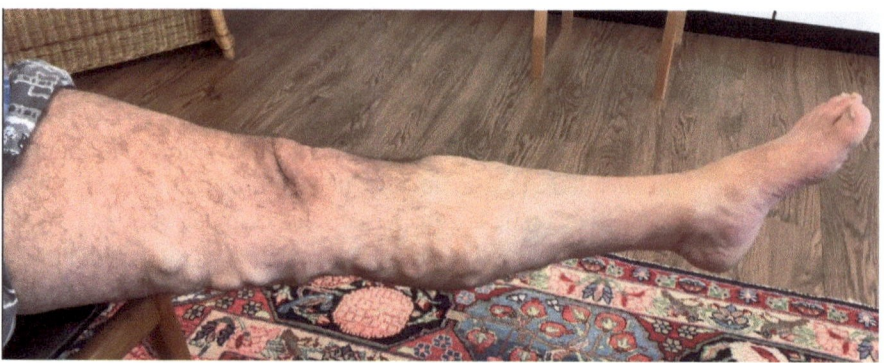

Abb. 48: Insbesondere am linken Bein große variköse Knoten.

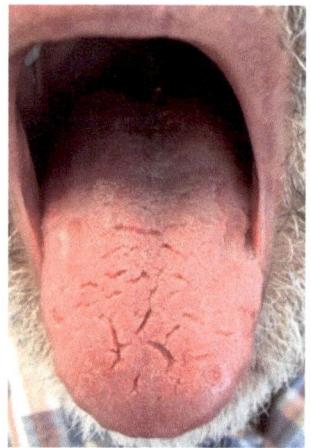

Abb. 49: Zunge: Erkennbar sind die tiefen Furchungen, die nach Angaben des Patienten sogar schmerzhaft sind. Solche Zungen finden sich bei chronisch entzündlichen Veränderungen im Magen-Darm-Bereich. Erkennbar sind auch die sog. Impressiones dentatae, die Druckstellen an den Zungenrändern, bedingt durch eine Schwellung der gesamten Zunge.

Aurachirurgie: In der aurachirurgischen Exploration zeigt sich das karmische Muster des Sklavenjochs, das regelkonform entfernt wird. Der Patient empfindet das als große Befreiung, insbesondere die Beweglichkeit der Beine nimmt nach Aufschneiden der Fußfesseln deutlich zu. Interessant ist, dass der Patient nach dem erstmaligen Aufschneiden bemerkt, dass immer noch etwas behindert. Erst als der Aurachirurg die gesamte Beinlänge von oben nach unten Fesseln wegschneidet, kommt das Gefühl der Befreiung. Offensichtlich waren nicht nur die Füße, sondern auch die Oberschenkel durch Fesseln fixiert.

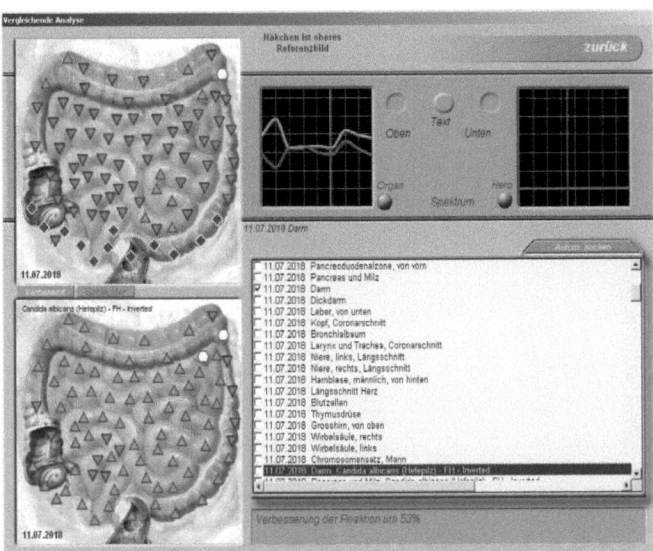

Abb. 50: *Darm: Energetische Störung, bei Invertierung von Candida albicans kommt es zu einer Verbesserung des energetischen Befundes um 53%.*

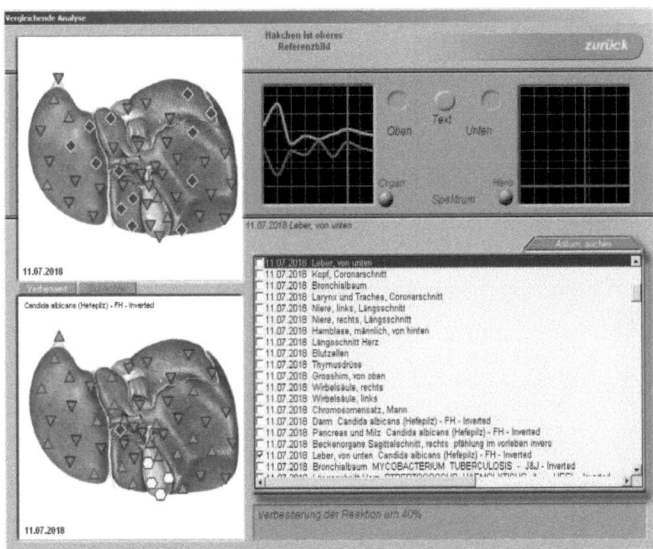

Abb. 51: *Leber von unten: Energetische Störung, bei Invertierung von Candida albicans kommt es zu einer Verbesserung des energetischen Befundes um 40%.*

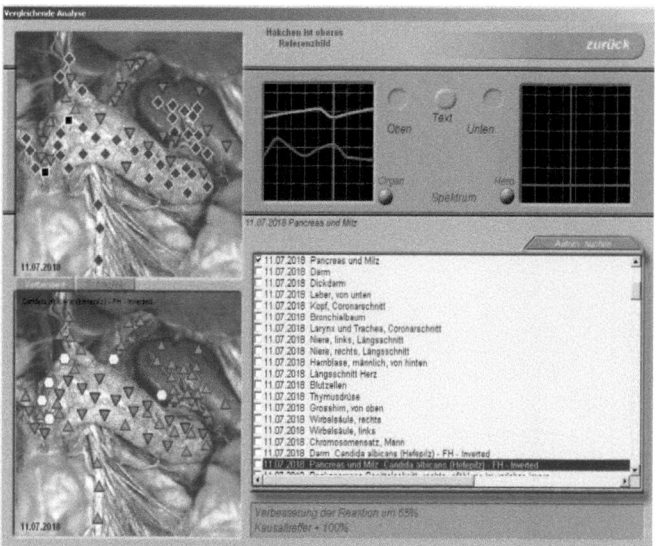

Abb. 52: *Pankreas und Milz: Energetische Störung, bei Invertierung von Candida albicans kommt es zu einer Verbesserung des energetischen Befundes um 65%.*

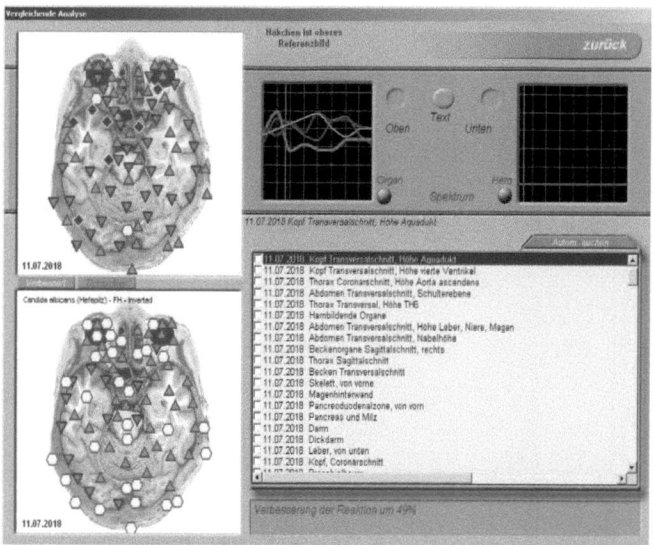

Abb. 53: *Kopf Transversalschnitt: Deutliche energetische Störung, bei Invertierung von Candida albicans Verbesserung des energetischen Befundes um 49%, insbesondere an den Nn. Optici. Der Patient beschreibt die seit längerem eingeschränkte Sehfähigkeit.*

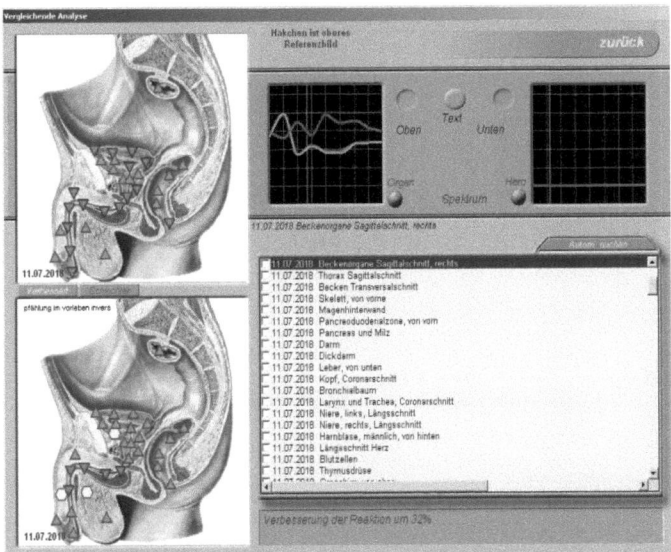

Abb. 54: *Beckenorgane Sagittalschnitt: Energetische Störung, bei Invertierung von Pfählung im Vorleben Verbesserung des energetischen Befundes um 49%.*

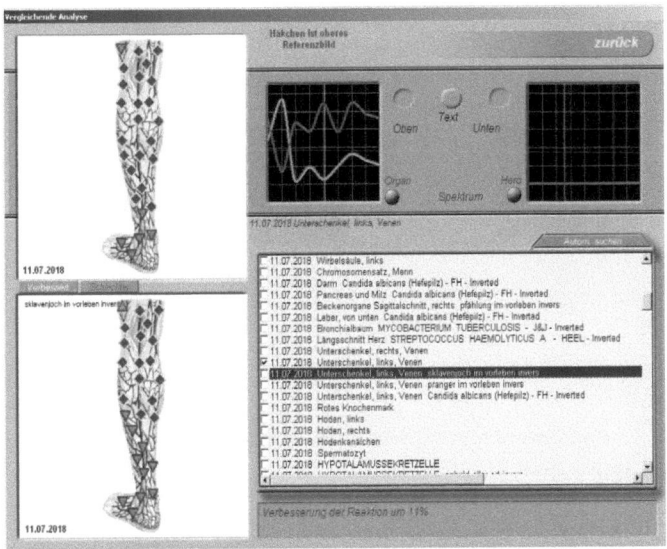

Abb. 55: *Unterschenkel links Venen: Deutliche energetische Störung, bei Invertierung von Sklavenjoch im Vorleben Verbesserung des energetischen Befundes um nur 11%. Dieser Befund ist somit nicht signifikant. Auch die Testung auf „Pranger im Vorleben" führt zu keiner signifikanten Verbesserung.*

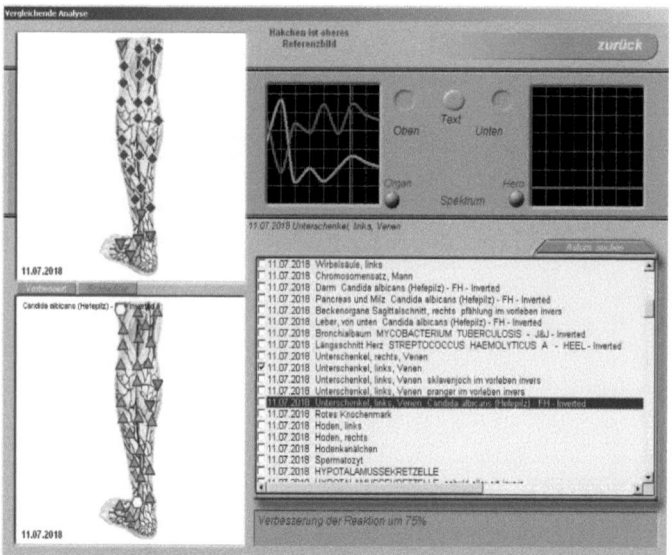

Abb. 56: *Unterschenkel links Venen: Bei Invertierung von Candida albicans kommt es zu einer Verbesserung des energetischen Befundes um 75%. Dieser Befund ist somit hoch signifikant.*

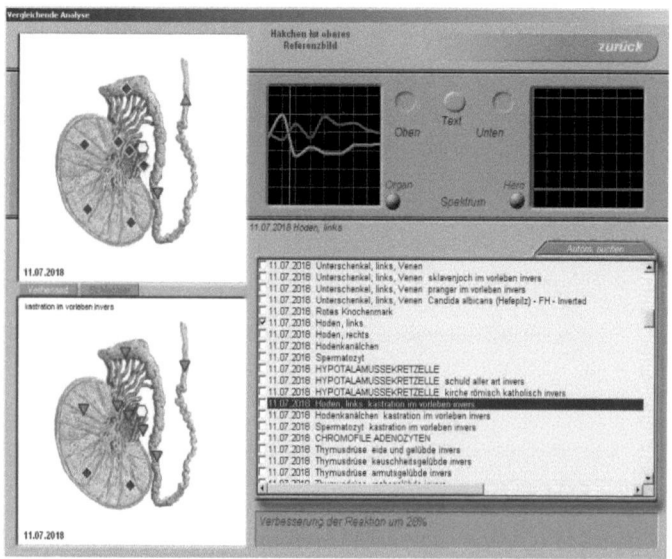

Abb. 57: *Hoden links: Energetische Störung, bei Invertierung von Kastration im Vorleben kommt es zu einer Verbesserung des energetischen Befundes um 75%.*

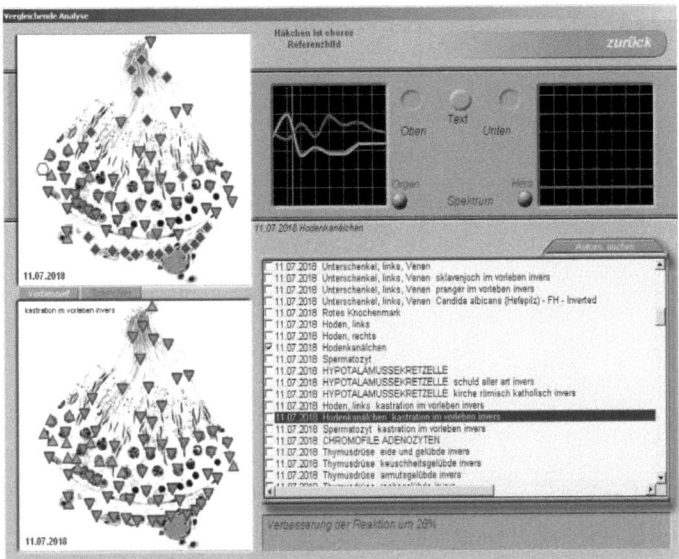

Abb. 58: *Hodenkanälchen: Energetische Störung, bei Invertierung von Kastration im Vorleben kommt es zu einer Verbesserung des energetischen Befundes um 28%.*

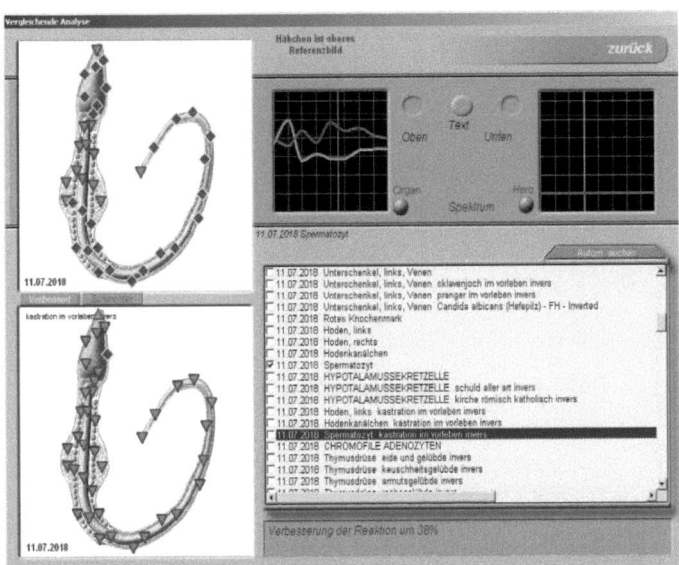

Abb. 59: *Spermatozyt: Energetische Störung, bei Invertierung von Kastration im Vorleben kommt es zu einer Verbesserung des energetischen Befundes um 38%.*

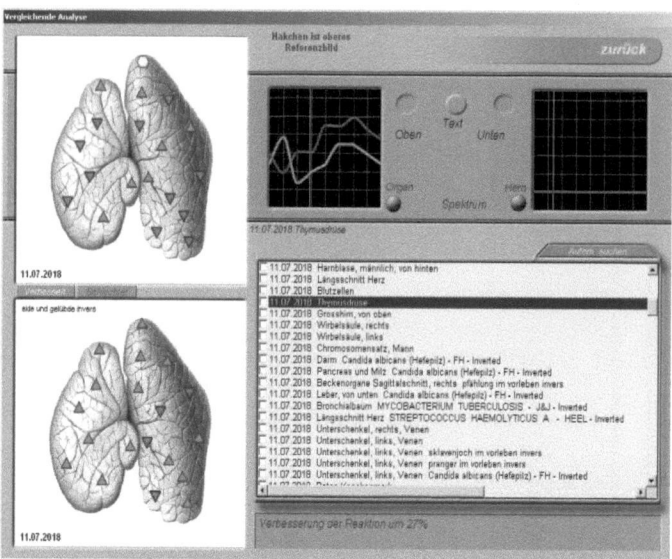

Abb. 60: *Thymusdrüse: Energetische Störung, bei Invertierung von Eide und Gelübde kommt es zu einer Verbesserung des energetischen Befundes um 27%.*

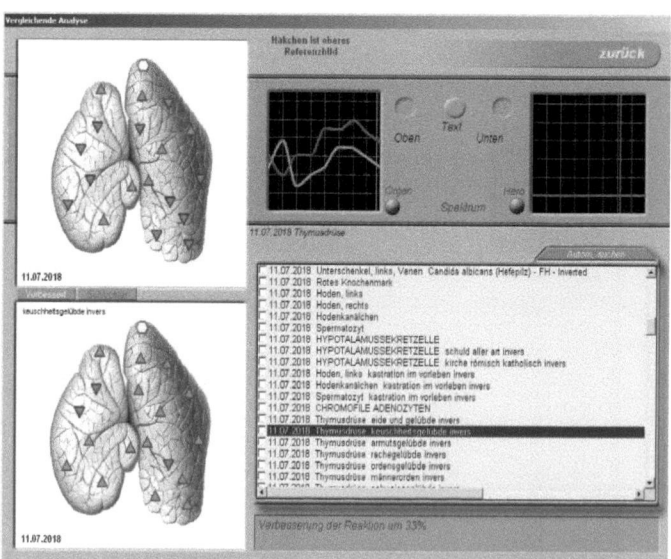

Abb. 61: *Thymusdrüse: Bei Invertierung von Keuschheitsgelübde kommt es zu einer Verbesserung des energetischen Befundes um 33%.*

Bei Invertierung von Armutsgelübde kommt es zu einer Verbesserung des energetischen Befundes um 18%, bei Invertierung von Rachegelübde zu einer Verbesserung um 43%. Der Patient berichtet von seiner früheren Tätigkeit als katholischem Religionslehrer an einem Gymnasium und wie er damals von verschiedenen Seiten unter Druck gesetzt worden sei, nachdem es disziplinarische Probleme in der Schule gegeben habe. Dabei habe er über mehrere Jahre überlegt gehabt, als Mönch in den Orden einzutreten, was er dann aber nach all den Querelen nicht mehr gemacht habe. Tatsächlich zeigt sich bei Invertierung von Ordensgelübde eine Verbesserung des energetischen Befundes um 38%. Über diese Vergangenheit spreche er nicht gerne, denn die Entscheidung, nichts in Kloster zu gehen, sei ihm damals sehr schwer gefallen, denn er habe eigentlich an die Sache eines keuschen Priesterlebens geglaubt. Kurz nach seiner Entscheidung habe er dann seine jetzige Frau kennengelernt, die er nach einem Jahr dann auch geheiratet habe. Diese Phase seines Lebens habe er nie richtig aufgearbeitet und er sei froh, dass das hier jetzt zur Sprache komme.

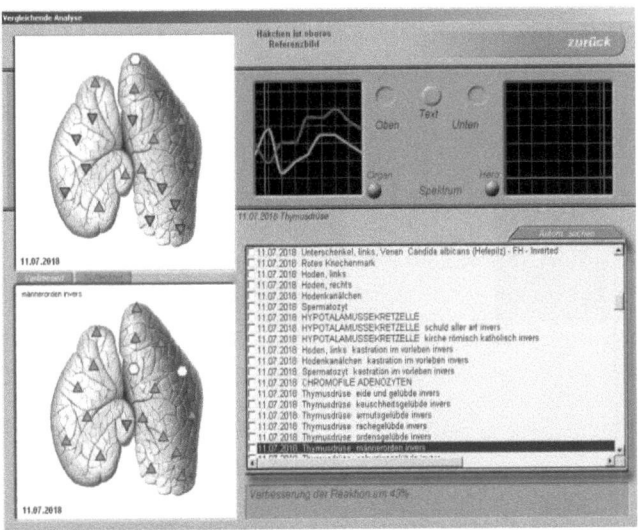

Abb. 62: Thymusdrüse: Bei Invertierung von Männerorden kommt es zu einer Verbesserung des energetischen Befundes um 43%. Dieser hohe Wert zeigt, wie seelisch eng noch die Verbindung zu dem seinerzeit ausgewählten Männerorden ist und wie letztlich wenig erfolgreich der geistige Loslösungsprozess tatsächlich stattgefunden hat. Dem zugrunde liegt das Schweigegelübde (siehe folgende Abbildung) des Patienten, der eine erfolgreiche Loslösung stets verhindert hat.

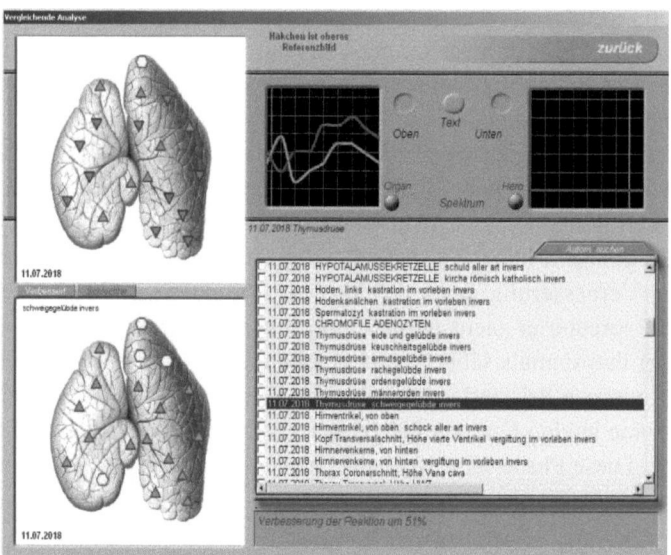

Abb. 63: *Thymusdrüse: Bei Invertierung von Schweigegelübde kommt es zu einer Verbesserung des energetischen Befundes um 51%.*

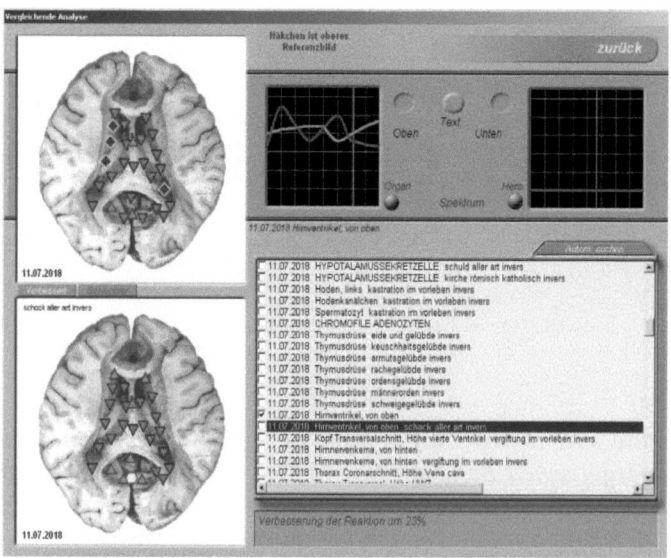

Abb. 64: *Hirnventrikel: Energetische Störung, bei Invertierung von Schock aller Art kommt es zu einer Verbesserung des energetischen Befundes um 23%.*

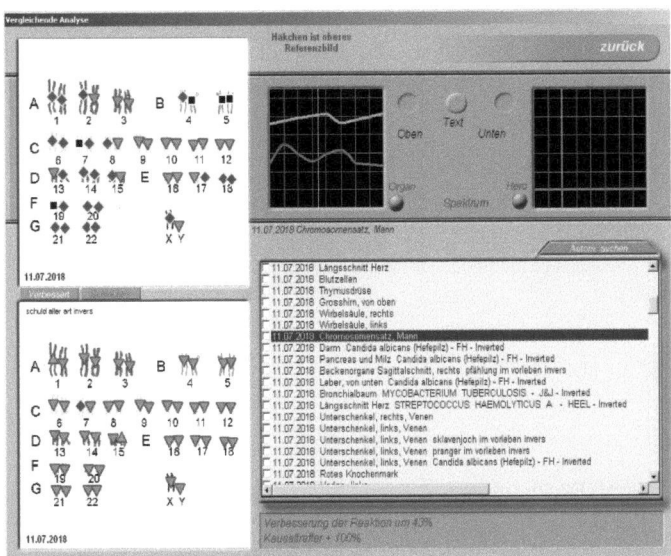

Abb. 65: *Chromosomensatz Mann: Energetische Störung, bei Invertierung von Schuld aller Art kommt es zu einer Verbesserung des energetischen Befundes um 43%. Immer wieder beeindruckend ist die Tatsache, dass sich seelische Schuldthemen sogar auf den Chromosomen finden.*

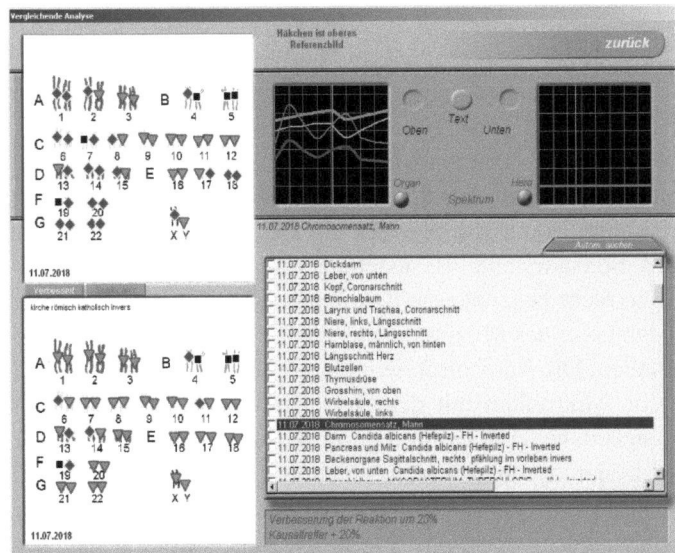

Abb. 66: *Chromosomensatz Mann: Bei Invertierung von Kirche römisch katholisch Verbesserung des energetischen Befundes um 23%.*

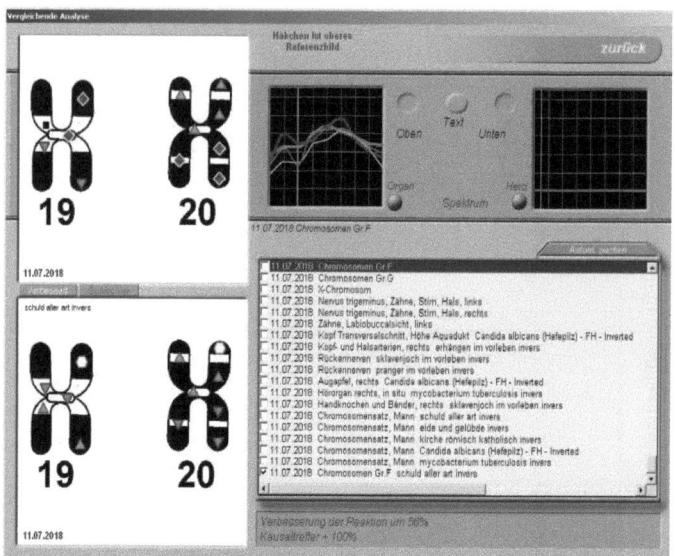

Abb. 67: *Chromosomen Gruppe F: Energetische Störung, bei Invertierung von Schuld aller Art kommt es zu einer Verbesserung des energetischen Befundes um 56%. Aus der aurachirurgischen Erfahrung lässt sich sagen: Insbesondere die Chromosomen der Gruppe F, d.h. Nummer 19 und 20, zeigen seelische Belastungen durch Schuld, v.a. religiöse Schuld, in ganz ausgeprägter Weise.*

Bewertung: Nach TCM-Logik gehören Pankreas und Milz zum Element Erde, die Milz ist für die Flüssigkeitsverteilung im Körper zuständig. Dies ist insofern von Bedeutung, als der Patient über aufgequollene Extremitäten und ödematöse Haut klagt. Auch die Varikosis selbst wird in der TCM im Zusammenhang mit der Milz beschrieben und auch durch Akupunktur der Milzmeridiane behandelt. Die NLS-Analyse bestätigt somit die Hypothesen der TCM vollumfänglich. Nachdem in der TCM die bakteriellen Besiedelungen im Darm und die Störungen des Mikrobioms so nicht bekannt waren, konnten sie sich letztlich nur auf die empirischen Erkenntnisse der Milzmeridiane konzentrieren und ihre Therapie entsprechend gestalten. Die Aurachirurgie indes erkennt dank der NLS-Analysen die Störungen im Mikrobiom mit den sich daraus ergebenden Implikationen für Milz, Flüssigkeitsverteilungsstörung, Varikosis etc. Die Therapie besteht somit nicht nur in der energetischen Regulation des Milzmeridians, sondern insbesondere in der Darmsanierung mittels der an anderer Stelle ausführlich beschriebenen Maßnahmen.

Pulsieren im Bauch

Anamnese: Der 80-jähriger Patient kommt in die Behandlung wegen seines Bauchaortenaneurysmas[5], das zufälligerweise durch den Hausarzt im Rahmen einer Ultraschalluntersuchung entdeckt wurde. Nach Aussage des daraufhin kontaktierten Gefäßchirurgen besteht auf Grund des Durchmessers von 3 cm keine Operationsindikation. Der Patient beschreibt, dass er das Pulsieren von außen durch die Bauchdecke tasten könne.

---

[5] Als Aortenaneurysma wird eine Aussackung (Aneurysma) der Hauptschlagader (Aorta) bezeichnet. Man unterscheidet Aneurysmen der Aorta in der Höhe des Brustkorbes von abdominellen (Bauch-) Varianten. Bei fortgeschrittenem Aneurysma droht eine Ruptur mit einer hohen Sterblichkeitsrate. Als Bauchaortenaneurysma (BAA), abdominales Aortenaneurysma (AAA) oder Aneurysma verum aortae abdominalis wird eine Erweiterung der abdominalen Aorta unterhalb des Abgangs der Nierenarterien im anterioposterioren Durchmesser auf über 30 mm angesehen. Klinisch unterscheidet man zwischen asymptomatischen, symptomatischen und rupturierten Aneurysmata. Beim asymptomatischen (schmerzfreien) Aneurysma handelt es sich um einen Zufallsbefund. Beim symptomatischen Aneurysma stehen die Symptome und bei den rupturierten die Kreislaufsituation im Vordergrund. Die Symptome für ein Bauchaortenaneurysma sind schwer zu erkennen und leicht mit anderen Krankheitsbildern wie dem akuten Herzinfarkt zu verwechseln. Diffuse Bauch- und Rückenschmerzen, ein schlecht tastbarer, unterschiedlich starker Leistenpuls, und Schwindelgefühl können Symptome sein. Unter Umständen ist ein pulsierender Tumor als Anzeichen für die Aussackung im Bauchraum zu tasten. Die Gefahr durch das Aneurysma geht von der Möglichkeit einer Ruptur aus. Die im Retroperitonealraum befindliche Aorta reißt ein, die Einblutung wird jedoch durch das Peritoneum zurückgehalten und kann unter Umständen mehrere Tage unbemerkt fortschreiten. Von den Betroffenen wird ein akuter Vernichtungsschmerz im Abdominalbereich beschrieben. Hinzu kann eine Schock-Symptomatik mit Blutdruckabfall, subjektiver Atemnot, Todesangst und ischämischer Symptomatik in den unteren Extremitäten kommen. Diese Symptome können mehr oder weniger stark ausgeprägt sein und erschweren eine Abgrenzung gegen einen Herzinfarkt oder einen arteriellen Gefäßverschluss präklinisch sehr. Auch ein beschwerdefreies Leben mit einem Aortenaneurysma ist möglich, so werden viele Aneurysmen erst bei Routineuntersuchungen zufällig entdeckt. In der Laboruntersuchung der Blutwerte findet sich bei einem akuten Aortenaneurysma ein stark erhöhtes D-Dimer. Dies kann im Umkehrschluss auch als Ausschlusskriterium benutzt werden, da bei einem gar nicht oder nur wenig erhöhten D-Dimer ein Aneurysma höchstwahrscheinlich nicht vorliegt. Dies erklärt sich durch eine starke Gerinnungsaktivität im Fall des akuten Aortenaneurysmas, da hier ein Gefäßwandeinriss vorliegt, den der Körper zu verschließen versucht. Die 5-Jahres-Überlebensrate beträgt zwischen 60 und 75 %. Sie wird hauptsächlich vom Vorliegen cardiovaskulärer Risikofaktoren bestimmt. Die Operation eines asymptomatischen AAA ist ein prophylaktischer Eingriff mit dem Ziel, eine Ruptur zu verhindern. Bei der Indikation zur Operation muss somit das Rupturrisiko gegen das Operationsrisiko abgewogen werden. Ein Rupturrisiko besteht bei jedem AAA, auch bei solchem mit weniger als vier Zentimetern Durchmesser. Es nimmt mit der Größe des Querdurchmessers zu und liegt bei 3 %/Jahr für AAA von unter fünf Zentimetern, 10 %/Jahr für solche von mehr als fünf Zentimetern. Weitere Faktoren, die das Rupturrisiko beeinflussen, sind die Form des Aneurysmas (sakkulär) sowie das Vorliegen eines entzündlichen Prozesses, einer Hypertonie, einer COPD, eines Nikotinabusus oder einer familiären Disposition. Für die Operationsindikation wird das Rupturrisiko ab einem Querdurchmesser von fünf Zentimetern als relevant beurteilt.

Aurachirurgie: In der aurachirurgischen Exploration zeigt sich ein Patient in einem guten Allgemeinzustand, der nach eigenen Angaben sportlich immer sehr aktiv war. Seit 15 Jahren raucht er nicht mehr, die Jahrzehnte zuvor habe er intensiv geraucht. Seine Frau achte sehr auf eine gesunde Ernährung, er esse hauptsächlich nur Kartoffeln und Gemüse.

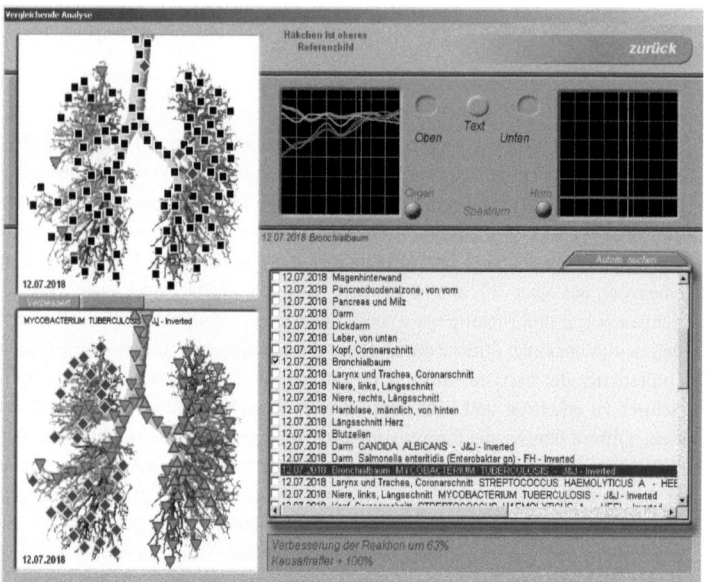

Abb. 68: Bronchialbaum: Energetische Störung, bei Invertierung von Mycobacterium tuberculosis zeigt sich eine Verbesserung des energetischen Befundes um 56%. Der Patient gibt an, seit vielen Jahren unter Husten zu leiden, der ihn nicht sonderlich störe. Seit er mit dem Rauchen aufgehört hat, habe sich die Situation verbessert, allerdings huste er morgens immer noch. Das Miasma von Mycobacterium tuberculosis wird als invertierte Information auf Globuli aufgespielt und dem Patienten als homöopathisches Mittel zur Einnahme mitgegeben.

Es folgt die aurachirurgische Operation des Bauchaortenaneurysmas: Nachdem Gefäße nach TCM-Logik zum Element „Feuer" gehören, wird zur Resonanzoptimierung durch den Aurachirurgen das Element „Feuer" mit den entsprechenden Bewusstseinstechniken aktiviert, wie dies im Lehrbuch der Aurachirurgie beschrieben ist. Distal der Abgänge der Nierenarterien geht der Patient in Resonanz, als der Aurachirurg mit der chirurgischen Sonde die Aorta entlang fährt, auf der Abbildung im Anatomieatlas, den der Patient auf dem Schoß mit beiden Händen festhält. Es wird die Stelle mit der maximalen Resonanz identifiziert und als Operationssitus festgelegt. Der Aurachirurg klemmt die Aorta virtuell proximal und distal des Operationssitus mit der Pinzette ab. Danach schneidet er die Aorta mit dem Skalpell auf, zieht die Operationsränder mit der Pinzette auseinander, trägt die zystische Ausbuchtung mit dem Skalpell ab und verschließt die Aorta mit Clips und dem roten Laser. Danach entfernt der Aurachirurg die zuvor angebrachten Klemmen und beruhigt die Wunde mit der 432-Hz Stimmgabel. In der Kontolluntersuchung ist die Resonanz vollständig verschwunden.

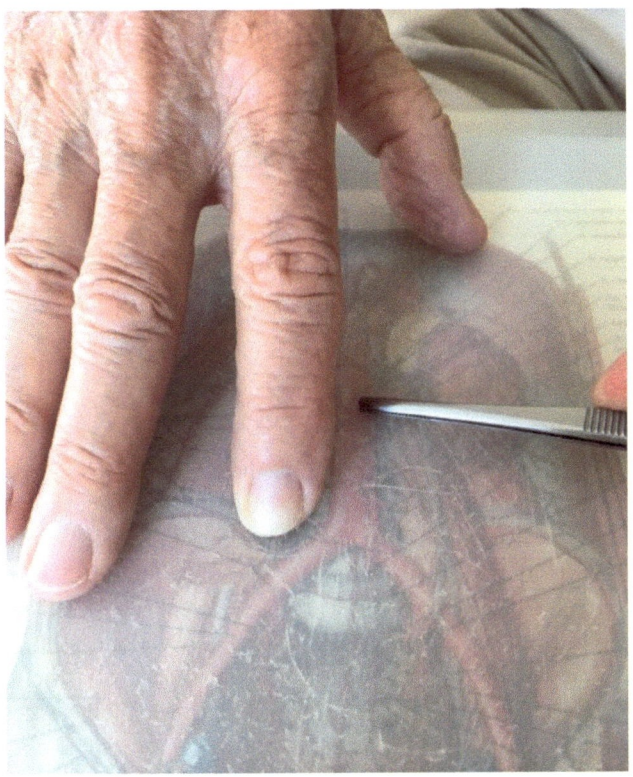

Abb. 69: *Resonanzbildung an der Bauchaorta distal des Abgangs der Nierenarterien beim Druck mit der chirurgischen Sonde. Die Grenze ist überraschend scharf, d.h. bei Druck proximal oder distal von der resonanten Stelle findet sich keine Resonanz, der daraus resultierende Operationssitus ist gerade einmal 2 cm lang. Nach Durchführung der aurachirurgischen Operation ist die Resonanz vollständig verschwunden.*

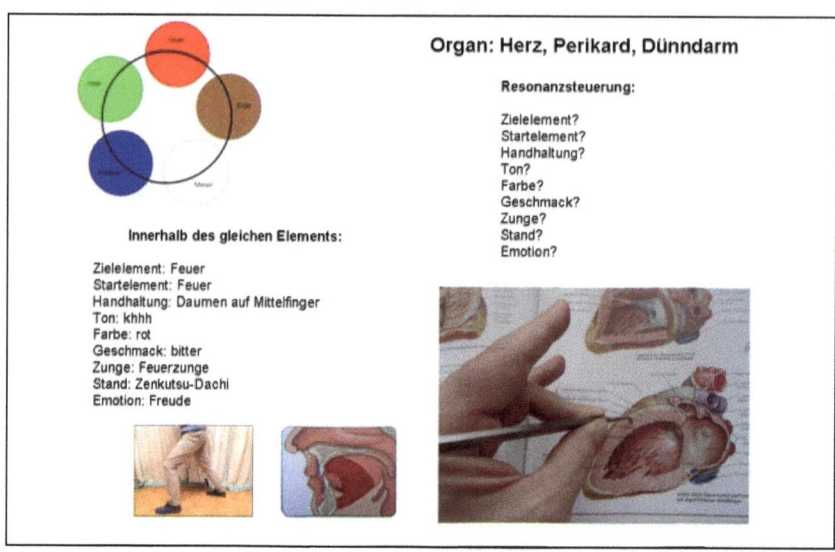

Abb. 70: *Bewusstseinstechniken zur Resonanzsteigerung von Gefäßen, Erläu-*
terungen im Lehrbuch der Aurachirurgie. Diese Techniken sind nur dann not-
wendig, wenn sich spontan keine Resonanz einstellt.

Bewertung: Beeindruckend ist die starke Resonanz bei dem Patienten beim
Druck auf das Bauchaortenaneurysma mit der chirurgischen Sonde. Der Patient
ist völlig verdutzt, als er das Druckgefühl bei sich an der Bauchaorta spürt, und
noch verwunderter, als er merkt, dass die Empfindung durch die aurachirurgische Behandlung zurückgeht und schließlich vollständig verschwindet. Während
des gesamten Eingriffs gibt der Patient immer wieder an, wie deutlich er das
alles bei sich im Bauch spüre, und ist dabei völlig begeistert. Der Fall ist auch
insofern beeindruckend, als der Patient trotz seiner hohen Alters ganz offensichtlich immer noch eine so deutliche Resonanz entwickeln kann, was keineswegs
selbstverständlich ist, bei alten Menschen in einem guten Allgemeinzustand aber
immer wieder positiv auffällt.

Im Hinblick auf die Rupturgefahr des Bauchaortenaneurysmas ist es entscheidend, den Blutdruck auf normalen Werten zu halten und unnötige intraabdomi-
nelle Druckerhöhungen zu vermeiden. Das gilt insbesondere für den vom Patienten angegebenen Hustenreiz, ausgelöst durch die miasmatische Belastung
von Mycobacterium tuberculosis. Entsprechend ist die homöopathische Ausleitungstherapie des Miasma von entscheidender Bedeutung, um die Hustenanfälle
und damit die Rupturgefahr des Bauchaortenaneurysmas zu verringern.

Hitzegefühl

Anamnese: Die 60-jährige Patientin kommt wegen ihrer Hitzewallungen in die Behandlung. Diese Empfindungen habe sie schon lange, bereits lange Zeit vor der Menopause und auch seitdem immer noch.

Aurachirurgie: In der aurachirurgischen Exploration spricht die Patientin von sich aus davon, dass sie das Gefühl habe, zu verbrennen bzw. irgendwann auf dem Scheiterhaufen verbrannt worden zu sein. Dem Leitsatz des Aurachirurgen folgend, man soll als Aurachirurg nicht nur zuhören, sondern auch hinhören, ergibt sich der Verdacht auf das karmische Muster des Scheiterhaufens. Entsprechend wird das Muster kinesiologisch getestet, und tatsächlich: Es ergibt sich eine deutliche Instabilität und die Patientin berichtet, wie sehr sie diese Testung psychisch mitnehme und im Kern erschüttere. Der Aurachirurg stellt den Wasserhahn an und lässt das Wasser laufen, während er von hinten die Patientin umfasst und sie auf Kommando mit einem gemeinsamen Schritt nach hinten in die Sicherheit führt. Danach erfolgt eine erneute kinesiologische Testung, bei der die Patientin bombenfest stehen bleibt. Die Patientin zittert und beginnt zu weinen, weil sie diese symbolische Aktion so sehr mitgenommen hat.

Bewertung: Patienten erzählen häufig geradezu unbewusst dem Aurachirurgen das zugrunde liegende Problem, der Aurachirurg muss nur genau hinhören und entsprechend handeln. Immer wenn die Patienten bei der Auflösung von karmischen Mustern zu zittern oder zu weinen beginnen, ist dies ein Indikator, dass das zugrunde liegende Problem im Kern getroffen wurde. So auch in diesem Fall: Die Hitzewallungen lassen in der Folge deutlich nach, das Gefühl des Verbrennens ist verschwunden. Eine Situation, die für jeden Außenstehenden absolut lächerlich und unglaubwürdig wirkt, für den Insider in der Aurachirurgie bzw. den erfahrenen aurachirurgischen Therapeuten aber nachvollziehbar und glaubwürdig. Die Erfahrung zeigt, dass diese symbolischen Aktionen, die den Kern eines karmischen Problems treffen, unmittelbaren Zugang ins Unterbewusstsein des Patienten finden, ohne dass diesem das rational bewusst würde. Bereits vor Jahrzehnten weist der weltberühmte Psychiater Viktor (*1905; †1997) auf das Gelingen solcher Methoden und Verfahren hin. Frankl definiert die psychotherapeutische Methode des katathymen Bilderlebens mit kulturenübergreifenden Symboliken der Märchen und Mythen. Entsprechend ist es bei dieser Technik des katathymen Bilderlebens für den Heilungsvorgang besonders wichtig, innere Bilder von ihrer Verknüpfung mit belastenden Gefühlen zu befreien. Hierbei ist im Grunde alles erlaubt, was der Geist beziehungsweise die Seele des Patienten annehmen kann – solange der Verstand nicht durch sein Veto den Heilungsprozess blockiert. Und gerade hier lauert die Gefahr: Denn jedem denkbaren „Wunder" wohnt eine leise Skepsis inne und ein innerer Drang, alles Hoffen, alles Glaubenwollen mit einem nüchternen Radikalschlag der Rationalität zunichte zu machen. Der Mensch ist und bleibt verfangen im Determinismus, hin- und hergerissen zwischen dem Aberglauben des Mittelalters, der wissenschaftlichen Vernunft und der Prägung durch die Kirche. Gerhard Klügl beschreibt dies eindrucksvoll in seinem Buch[6]: *„Unsere Haltung bleibt somit im tiefsten Inneren uneindeutig. Frei nach dem Motto 'Bevor ich es nicht selbst erlebt habe…' fällt wahrer Glaube schwer, und selbst dann rührt uns noch steter Zweifel. Allein der Gottesgläubige hat es leichter, auch an Wunder zu glauben. So bleiben viele der Fragen, die uns beschäftigen, in unserer Kultur weitestgehend unbeantwortet, und wir können bestenfalls nur glauben: Ist Krankheit allein eine Folge energetischer Störungen? Können Träume und Hypnose den Weg in die Genesung weisen? Ist es denkbar, dass Menschen geheilt werden, indem ihnen ein Arzt die Hände auflegt? Oder indem man positive Gedanken entwickelt? Wie groß ist die Macht von Geist und Seele für die Gesundheit? Gibt es ein Leben nach dem Tod, Geister, kosmische Intelligenz oder dergleichen mehr? Wir wissen im Grund gar nichts, und es ist zu bezweifeln, dass man die Geheimnisse zwischen Himmel und Erde je mit herkömmlich wissenschaftlicher Methode wird lösen können. Oder ob sie immer Glaubenssache bleiben."*

---

[6] Klügl Gerhard, Quantenland: Ein Leben als Aurachirurg, arkana Verlag, 2012

Kurzatmigkeit

Anamnese: Der 38-jährige Patient stellt sich vor wegen seiner Kurzatmigkeit bei vordiagnostizierter Aortenklappeninsuffizienz[7]. Immer bei größeren Wandertouren werde er schnell kurzatmig, bekomme Herzklopfen und habe eine verminderte Leistungsfähigkeit. Er habe sich einer umfangreichen cardiologischen Diagnostik unterzogen, mit Herzkatheteruntersuchung, EKG, Echokardiographie u.v.m. Auch eine Lungenfunktionsprüfung und eine Allergietestung seien durchgeführt worden. Nach Aussage der Ärztin sei die Aortenklappeninsuffizienz entsprechend verantwortlich zu machen für die Kurzatmigkeit. Er habe daraufhin eine Medikation mit einem ACE-Hemmer[8] erhalten, allerdings habe die Therapie nicht funktioniert, die Symptomatik sei gleich geblieben.

Aurachirurgie: In der aurachirurgischen Exploration findet sich ein Sklavenjoch sowie das karmische Muster der Medizinischen Versuche mit Kanülen in beiden Armen. Nachdem gerade bei Anomalien im Bereich der Aortenklappen zu suchen ist, ob sich dort noch virtuelle Katheter aus vergangenen Herzkatheteruntersuchungen in der Aura befinden, wird explizit nach diesem Muster weiter gesucht. Aber die NLS-Analyse zeigt hier keine Auffälligkeiten, weshalb davon auszugehen ist, dass das karmische Muster der Medizinischen Versuche mit der Aortenklappeninsuffizienz nichts kausal zu tun hat.

---

[7] Die Aorteninsuffizienz ist ein Herzklappenfehler, bei dem in der Diastole ein pathologischer Rückfluss (Regurgitation) aus der Aorta in den linken Ventrikel des Herzens besteht. Besteht ein Rückfluss von mehr als 15 % der Ejektionsfraktion, besteht eine relevante Aorteninsuffizienz. Es resultiert eine chronische Volumenbelastung des linken Ventrikels (Linksherzbelastung). Infolge der Volumenbelastung entsteht eine exzentrische Hypertrophie des linken Ventrikels. Die zunehmende Dilatation des linken Ventrikels führt zur Herzinsuffizienz. Der Sauerstoffbedarf des hypertrophen und dilatierten Ventrikels ist höher, der Perfusionsdruck der Koronararterien herabgesenkt. Dadurch kommt es zu einer relativen Mangelversorgung des Myokards mit Sauerstoff. Das Ausmaß einer Aortenklappeninsuffizienz wird bestimmt/gesteigert durch: Größe des Klappendefekts/Rückflußfläche, erhöhtem peripheren Widerstand (Pumpen gegen höheren Wiederstand bedingt höhergradigen Rückfluss), längere Dauer der Diastole (bei Bradykardie).

[8] Die Therapie der Aorteninsuffizienz kann in frühen Stadien medikamentös erfolgen. Geeignet sind vor allem Vasodilatatoren um die Nachlast zu senken (z.B. ACE-Hemmer).

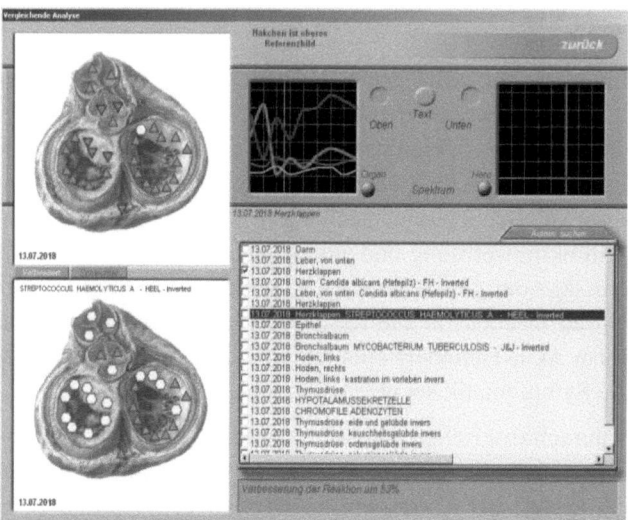

Abb. 71: Herzklappen: Energetische Störung im Bereich der Aortenklappe und der Bicuspidalklappe mit mehreren nach unten gerichteten Dreiecken, bei Invertierung von Streptococcus haemolyticus Verbesserung des energetischen Befundes um 53%.

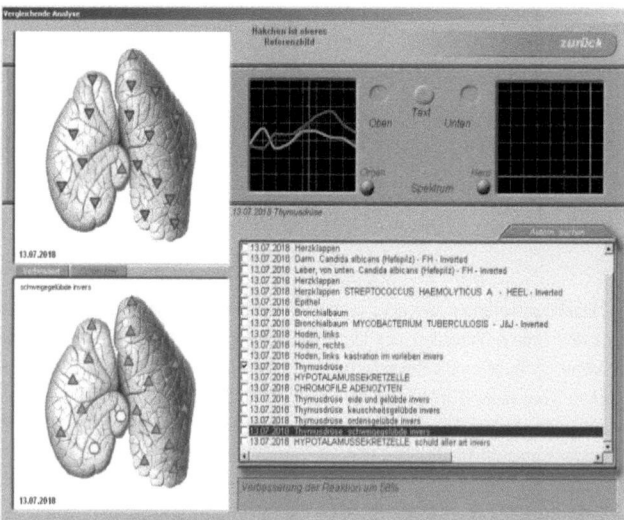

Abb. 72: Thymusdrüse: Energetische Störung mit zahlreichen nach unten gerichteten Dreiecken, bei Invertierung von Streptococcus haemolyticus Verbesserung des energetischen Befundes um 58%.

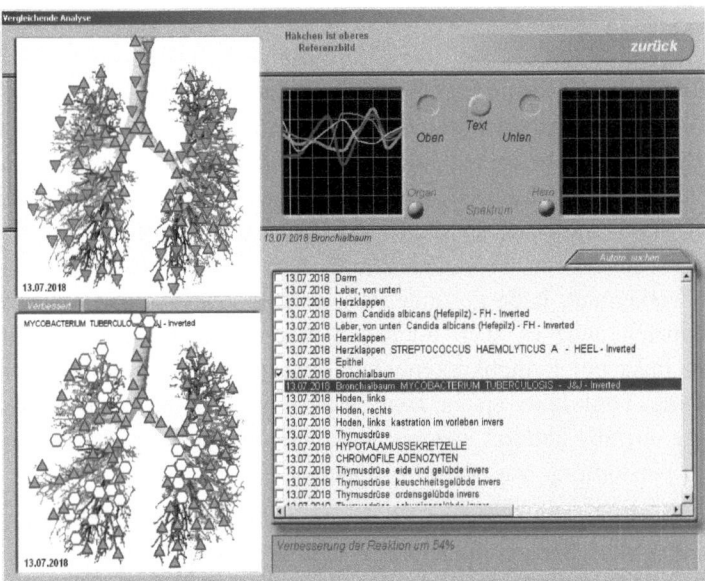

Abb. 73: *Bronchialbaum: Energetische Störung mit zahlreichen nach unten gerichteten Dreiecken, bei Invertierung von Mycobacterium tuberculosis Verbesserung des energetischen Befundes um 54%.*

Bewertung: Nicht die Aorteninsuffizienz steht als Ursache für die Kurzatmigkeit im Vordergrund, sondern die energetisch-informatorische Belastung durch das Miasma von Mycobacterium tuberculosis auf der Lunge. Nach homöopathischer Ausleitung dieser Störung verbessert sich die Symptomatik deutlich, die Kurzatmigkeit ist praktisch verschwunden. Hier zeigt sich der hohe Wert energetisch-informatorischer Arbeitsweisen in der Medizin, denn miasmatische Belastungen als Ursache für eine Lungenfunktionsstörung sind in der Schulmedizin unbekannt. Dass die Therapie mit dem ACE-Hemmer in der Vergangenheit nicht funktionierte, mag wohl mit dem Schweigegelübde des Patienten zusammenhängen. Ein Schweigegelübde ist, wie bereits mehrfach in den Casuistiken beschrieben, nicht etwa nur ein expressives Schweigen im Sinne einer verminderten Kommunikation, sondern es ist ein Schweigen des gesamten Organismus. Typischerweise reisen solche Patienten von Arzt zu Arzt, ohne irgendwo Hilfe zu erhalten. Das liegt nicht an der schlechten Qualität der Ärzte, sondern an der Tatsache, dass der Patient auf Grund des Schweigegelübdes auf keine externe Hilfe reagiert. Das gleiche gilt für Medikamente, die plötzlich zu wirken beginnen. Die energetische Störung im Bereich der Herzklappen wird durch eine homöopathische Ausleitungstherapie gegen Streptococcus haemolyticus erfolgreich durchgeführt.

Sexueller Missbrauch

Anamnese: Die 64-järige Patientin kommt in die Behandlung, weil sie das Gefühl hat, immer in ihrem Wohlbefinden reduziert zu sein. Seit vielen Jahren versuche sie, aus ihrer Situation herauszukommen, habe schon Ärzte , Therapeuten, Schamanen aufgesucht, aber irgendetwas in ihr sei nicht so, wie sie es gerne hätte. Immer wieder verfalle sie in depressive Stimmungen, obwohl es ihr eigentlich gut gehe. Sie sei seit vielen Jahrzenten mit einem sehr verständnisvollen Ehemann verheiratet, habe gesunde und wohlgeratene Kinder, mehrere Enkelkinder, finanziell gehe es auch allen gut. Vor 25 Jahren erlitt sie ein Mammacarcinom links mit Lymphknotenbefall, was operiert, chemotherapiert und bestrahlt wurde. Fünf Jahre später kam es zu einem Nierencarcinom, die linke Niere musste operativ entfernt werden. Seit ihrer Jugendzeit leide sie unter einer chronischen Verstopfung, was sie sehr belaste.

Aurachirurgie: In der aurachirurgischen Exploration findet sich ein ausgeprägtes Sklavenjoch, das viele der geschilderten Symptome erklärt und aurachirurgisch erfolgreich aufgelöst werden kann.

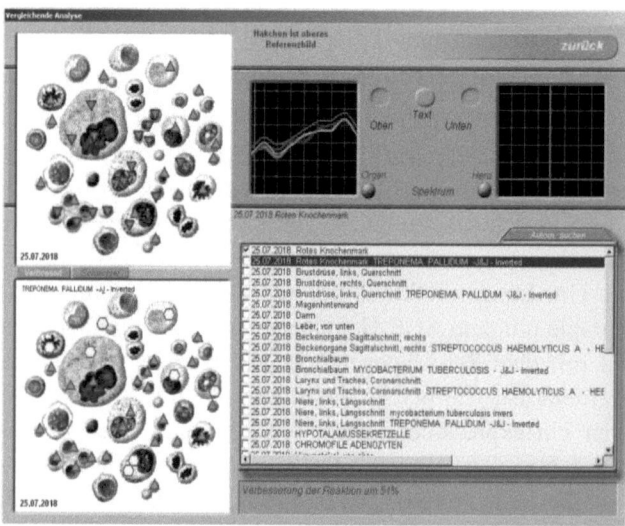

Abb. 74: *Rotes Knochenmark: Geringe energetische Störung, bei Invertierung von Treponema pallidum Verbesserung des energetischen Befundes um 51%. Das Ausmaß der Verbesserung verwundert, da der Ausgangsbefund nicht so schlecht war. Es bestätigt sich wieder: Nicht der Ausgangsbefund ist primär entscheidend, sondern das Ausmaß der energetischen Veränderung bei Invertierung eines vermuteten Kausalfaktors.*

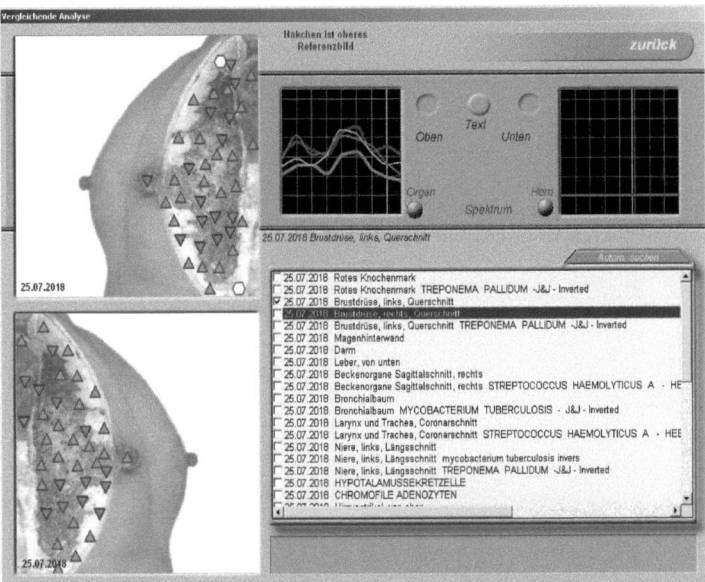

Abb. 75: *Brustdrüse links und rechts: Energetische Störungen beidseits.*

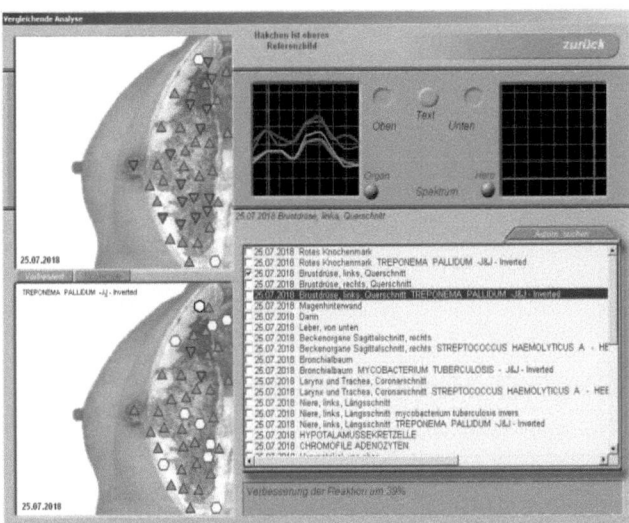

Abb. 76: *Brustdrüse links: Energetische Störung mit zahlreichen nach unten gerichteten Dreiecken auf der operativ entfernten Brust, die energetisch jedoch in der NLS-Analyse noch repräsentiert ist. Bei Invertierung von Treponema pallidum Verbesserung des energetischen Befundes um 39%.*

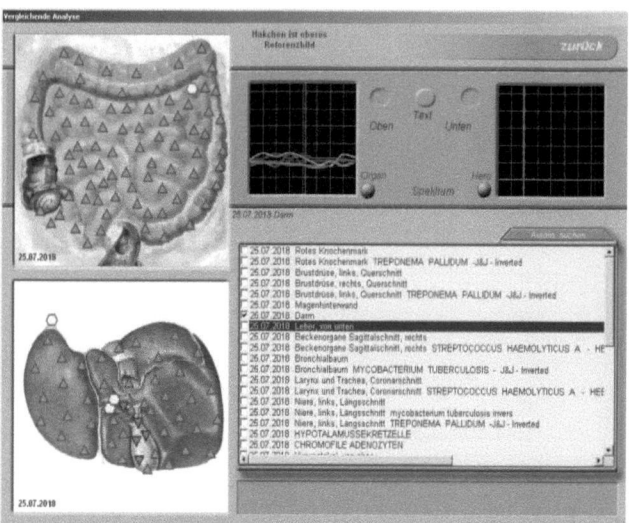

Abb. 77: *Darm und Leber: Normalbefund. Die von der Patientin beschriebenen Symptome von Müdigkeit und Antriebslosigkeit sind somit nicht die Folge einer energetischen Leberschwäche, sondern bedingt durch die depressive Neigung durch Treponema pallidum und das Sklavenjoch.*

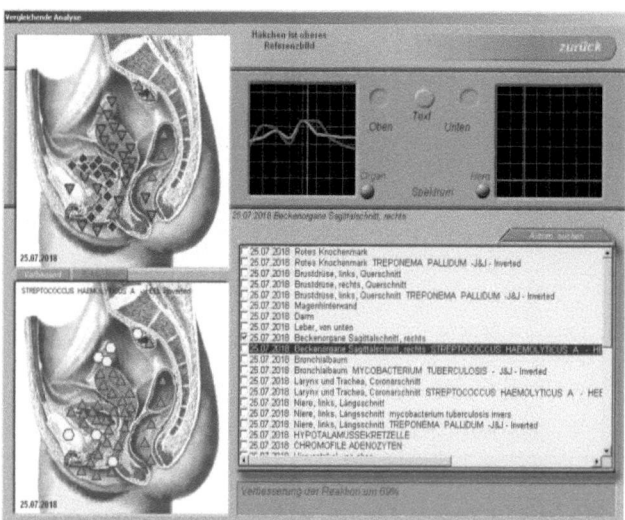

Abb. 78: *Beckenorgane Sagittalschnitt: Bei Invertierung von Streptococcus haemolyticus Verbesserung des energetischen Befundes um 69%.*

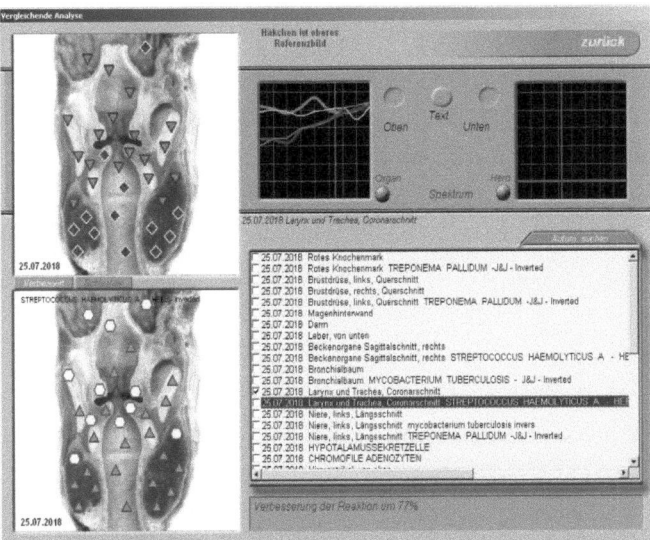

Abb. 79: *Larynx und Trachea: Die Patientin beschreibt ihre Stimmschwäche, die immer leiser und undeutlicher werde. Ihre Mutter habe das gleiche gehabt, kurz vor ihrem Tod habe sie nur noch einzelne Wörter herauspressen und krächzen können.*

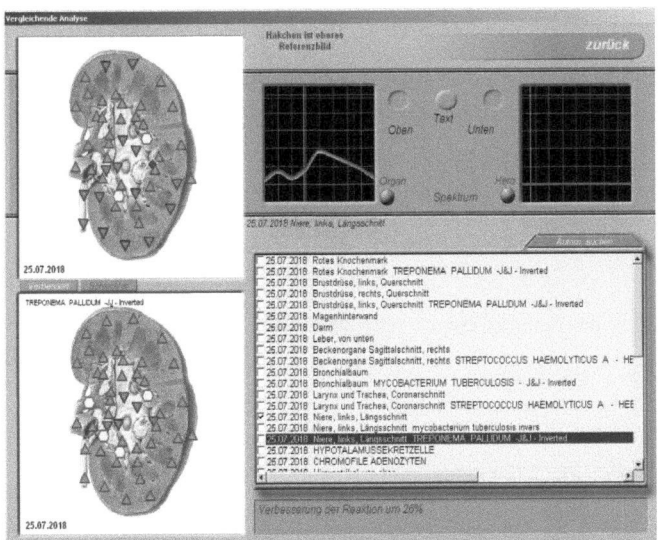

Abb. 80: *Operativ entfernte linke Niere: Energetische Störung mit zahlreichen nach unten gerichteten Dreiecken, bei Invertierung von Streptococcus haemolyticus Verbesserung des energetischen Befundes um 58%.*

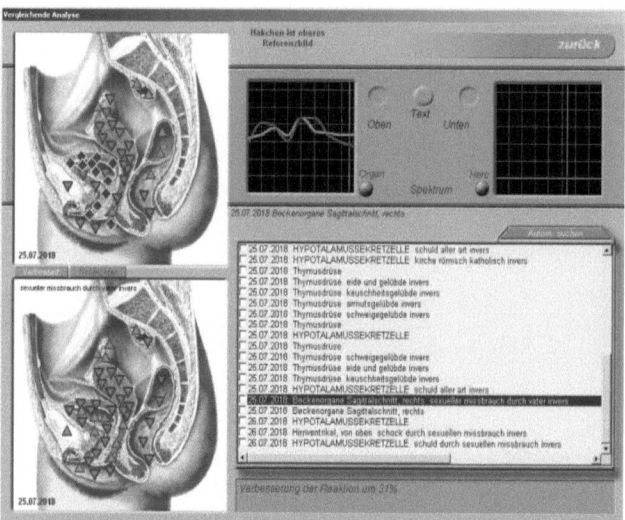

Abb. 81: *Beckenorgane Sagittalschnitt: Energetische Störung, bei Invertierung von „Sexueller Missbrauch durch Vater" Verbesserung des energetischen Befundes um 31%. Die Patientin berichtet, ihr Vater habe sie jahrelang sexuell missbraucht. Nachts sei er in ihr Zimmer gekommen, habe seine Hand unter der Decke zwischen ihre Beine gelegt und sei mit seinen Fingern in alle ihre Körperöffnungen eingedrungen..*

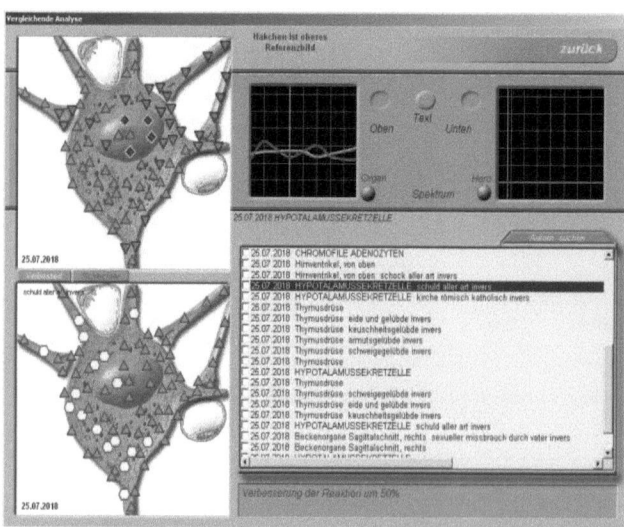

Abb. 82: *Hypothalamussekretzelle: Energetische Störung, bei Invertierung von Schuld aller Art Verbesserung des energetischen Befundes um 50%.*

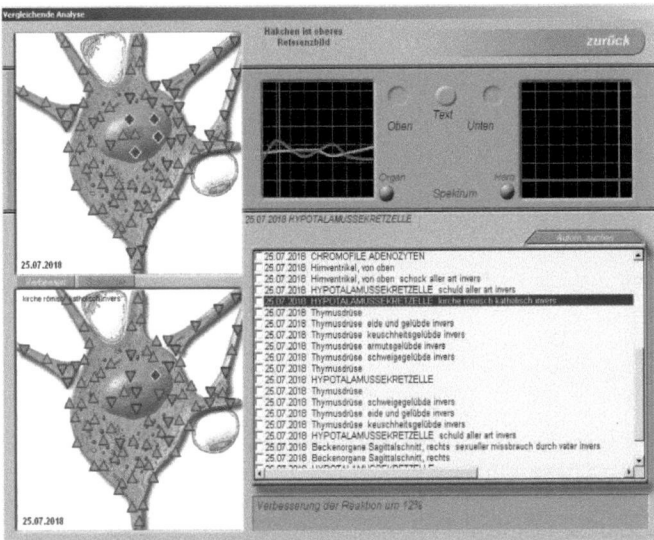

Abb. 83: *Hypothalamussekretzelle: Bei Invertierung von Kirche römisch katholisch Verbesserung des energetischen Befundes um nur 12%, d.h. die Schuldthematik rührt nur zu einem sehr geringen Teil von der Kirche.*

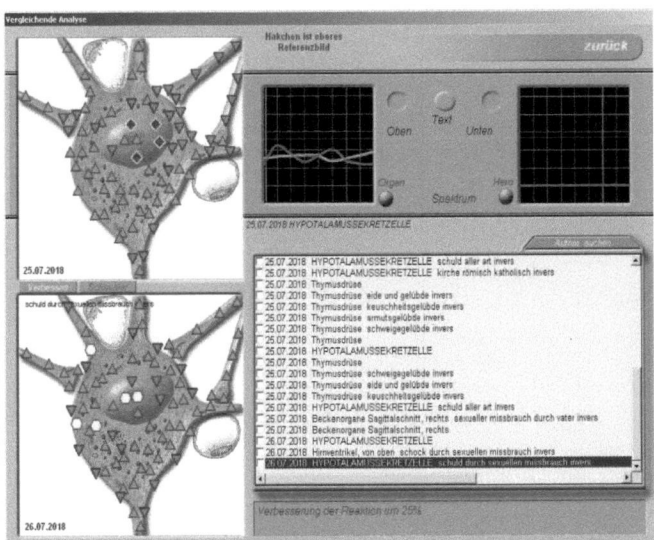

Abb. 84: *Hypothalamussekretzelle: Bei Invertierung von „Schuld durch sexuellen Missbrauch" Verbesserung des energetischen Befundes um 25%. Obwohl selbst das Opfer, sieht die Patientin offensichtlich die Schuld durch den Missbrauch in sich und zeigt dies in der NLS-Analyse deutlich.*

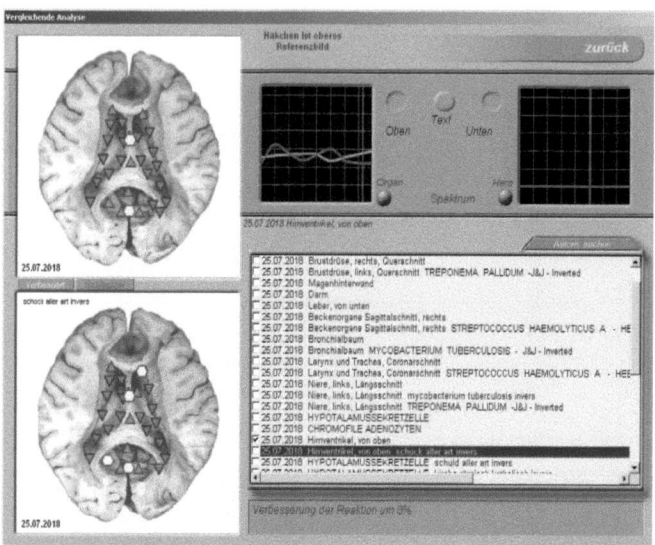

Abb. 85: *Hirnventrikel: Energetische Störung mit zahlreichen nach unten ge-richteten Dreiecken, bei Invertierung von Schock aller Art Verbesserung des energetischen Befundes um 8%, d.h. nur geringer Befund.*

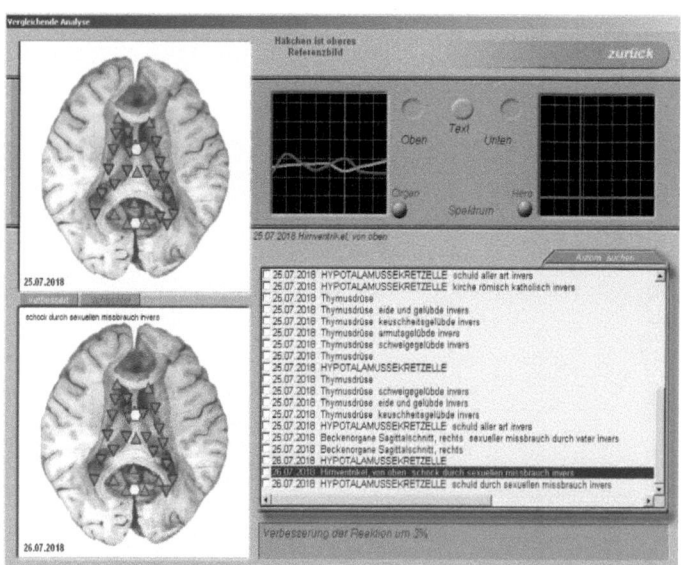

Abb. 86: *Hirnventrikel: Bei Invertierung von „Schock durch sexuellen Miss-brauch" Verbesserung des energetischen Befundes um nur 3%.*

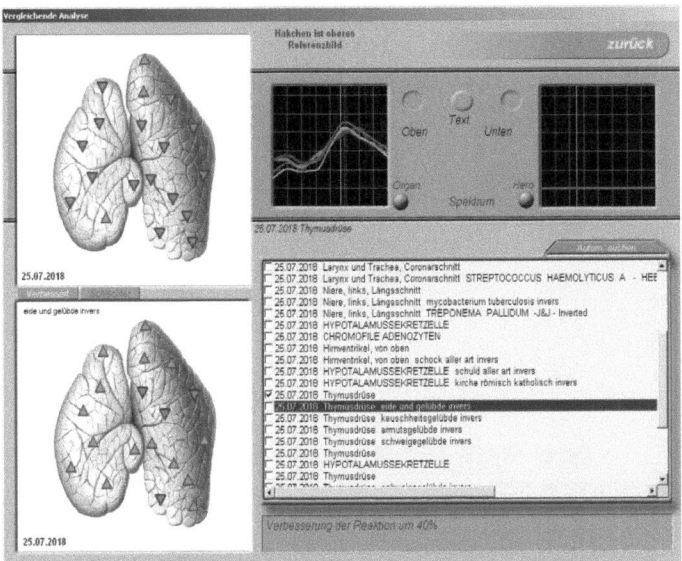

Abb. 87: *Thymusdrüse: Energetische Störung mit zahlreichen nach unten gerichteten Dreiecken, bei Invertierung von Eiden und Gelübden Verbesserung des energetischen Befundes um 40%. Es besteht eine deutliche Belastung.*

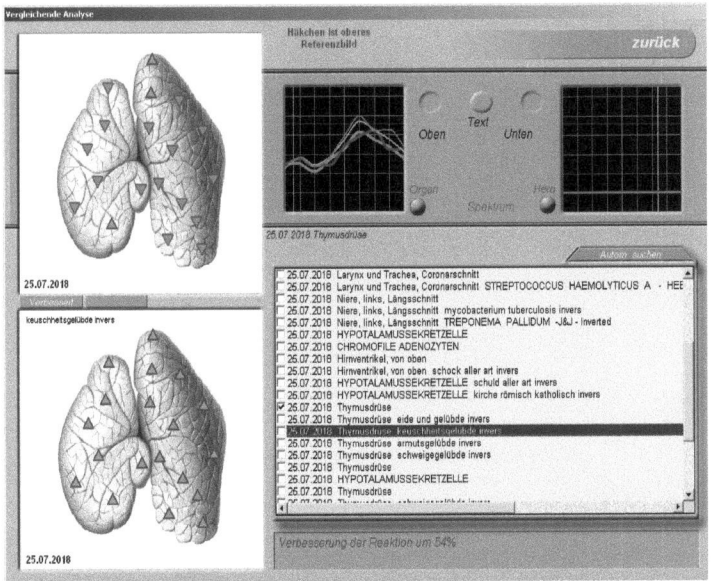

Abb. 88: *Thymusdrüse: Bei Invertierung von Keuschheitsgelübde zeigt sich eine Verbesserung des energetischen Befundes um 54%.*

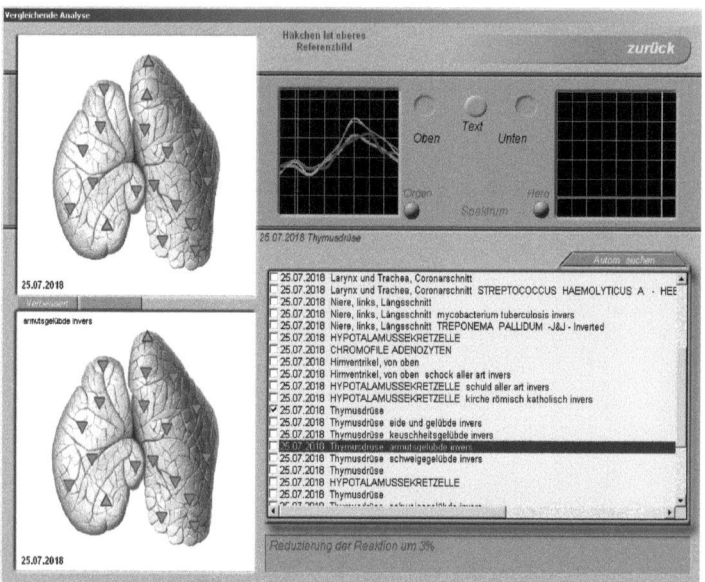

Abb. 89: *Thymusdrüse: Bei Invertierung von Armutsgelübde Reduzierung des energetischen Befundes um 3%, d.h. die Hypothese ist falsch.*

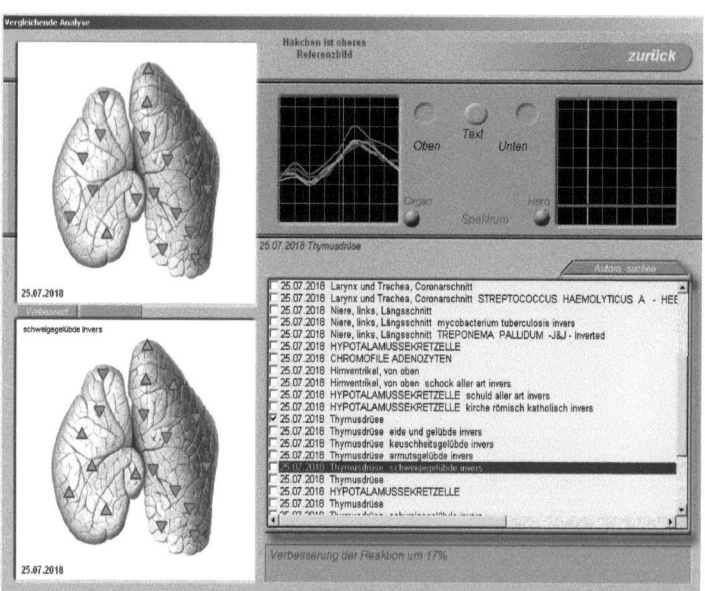

Abb. 90: *Thymusdrüse: Bei Invertierung von Schweigegelübde kommt es zu einer Verbesserung des energetischen Befundes um 17%.*

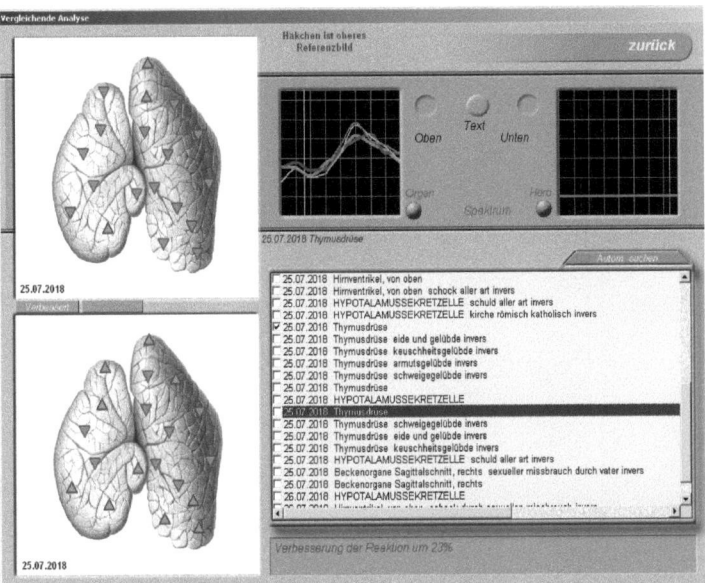

Abb. 91: *Thymusdrüse: Nach aurachirurgischer Auflösungsprozedur zeigt sich in der Nachtestung nach wie vor eine energetische Belastung der Thymusdrüse.*

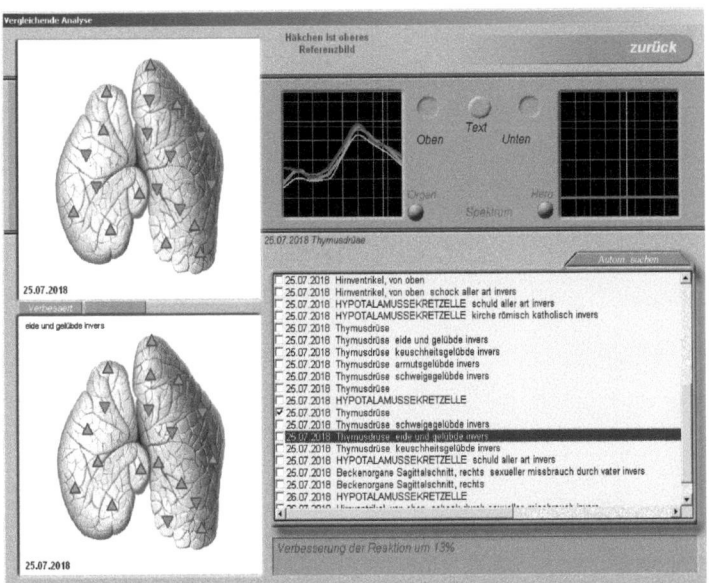

Abb. 92: *Thymusdrüse: Bei erneuter Invertierung von Eide und Gelübde kommt es wiederum zu einer Verbesserung des energetischen Befundes um 13%, die es bestehen nach wie vor zwar weniger, aber doch noch Eide und Gelübde.*

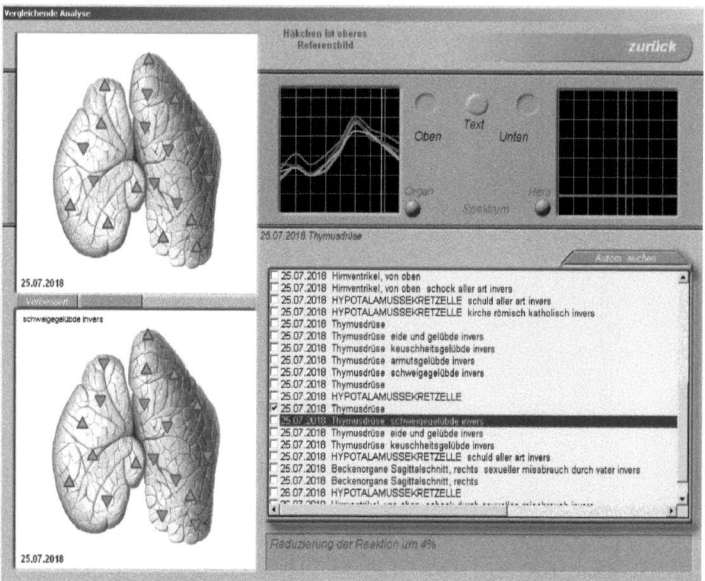

Abb. 93: *Thymusdrüse: Bei Invertierung von Schweigegelübde Reduzierung der Reaktion um 4%, d.h. das Schweigegelübde ist nicht mehr vorhanden.*

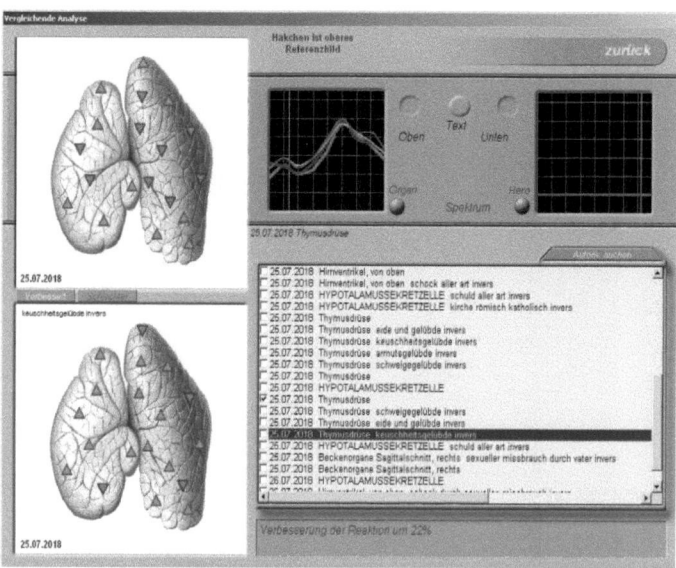

Abb. 94: *Thymusdrüse: Bei Invertierung von Keuschheitsgelübde zeigt sich eine Verbesserung des energetischen Befundes um 27%.*

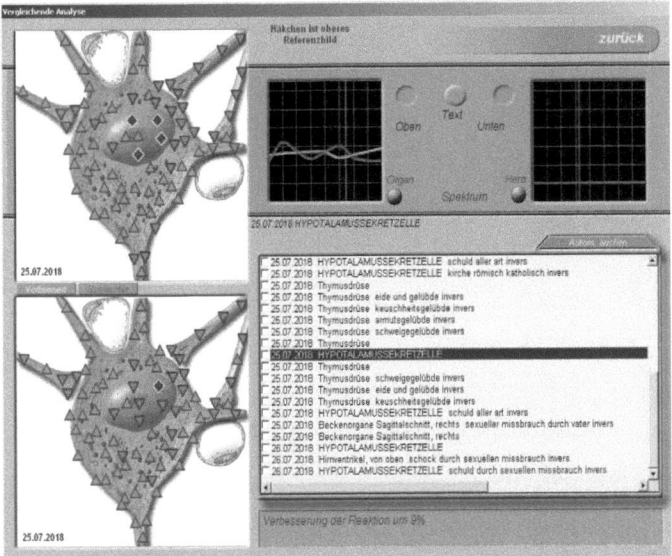

Abb. 95: Hypothalamussekretzelle: Auch hier besteht nur eine diskrete Verbesserung zum Ausgangsbefund um gerade einmal 9%, d.h. es findet sich nach wie vor eine deutliche Schuldbelastung.

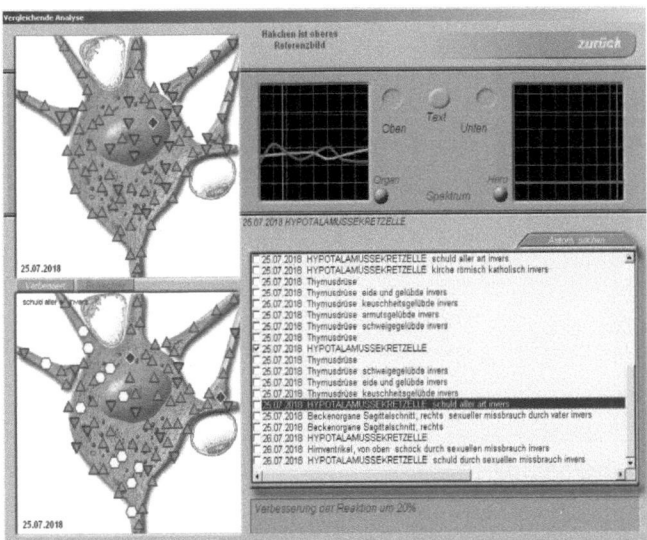

Abb. 96: Hypothalamussekretzelle: Bei erneuter Invertierung von „Schuld aller Art" kommt es zu einer weiteren Verbesserung des energetischen Befundes um 20%, d.h. es ist noch Restschuld vorhanden.

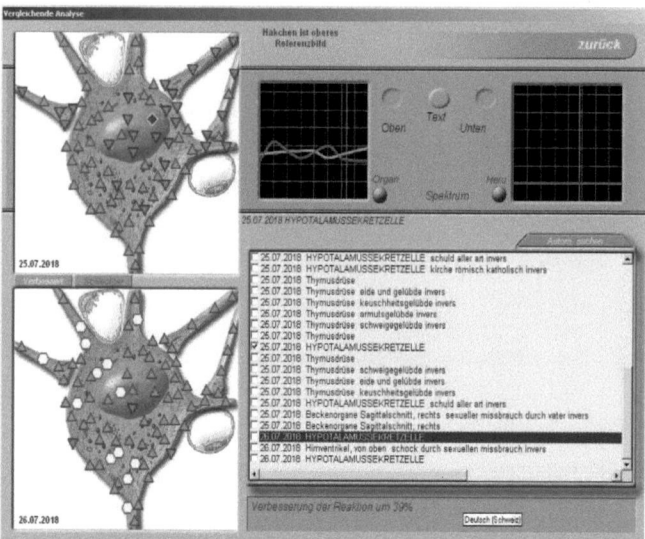

Abb. 97: *Hypothalamussekretzelle: Einen Tag nach Auflösungsprozedur zeigt sich ein um 39% deutlich verbesserter energetischer Befund, ganz offensichtlich hat die Prozedur positiv nachgewirkt.*

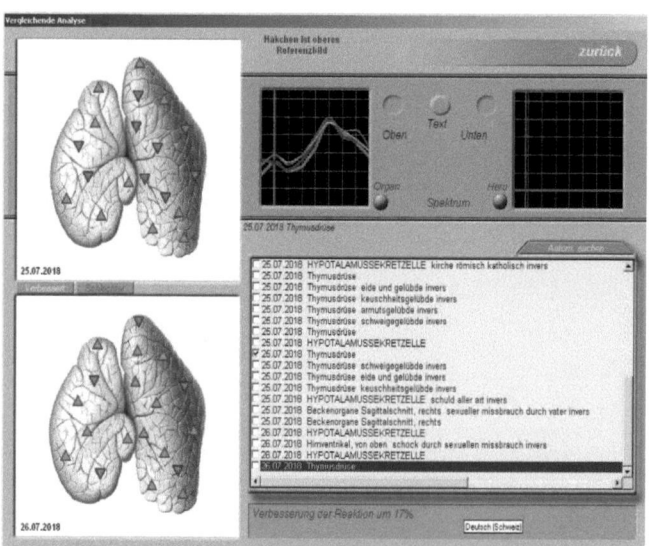

Abb. 98: *Thymusdrüse: Einen Tag nach Auflösungsprozedur hat sich auch der energetische Befund der Thymusdrüse um 17% weiter verbessert, auch hier kam es somit zu einer positiven Nachwirkung.*

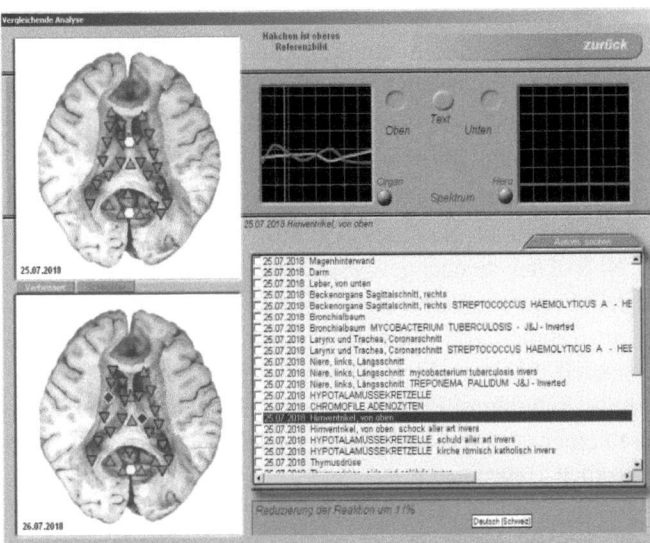

Abb. 99: *Hirnventrikel: Ganz anders sieht das auf dem Hirnventrikel aus: Hier kommt es am Tag nach der Auflösung zu einer Reduzierung der Reaktion um 11%, der Befund ist somit schlechter als der Ausgangsbefund.*

Bewertung: Die Patientin berichtet unter Tränen über die sexuellen Übergriffe durch den Vater über die vielen Jahre. Die Mutter wurde über Jahre hinweg vom Vater geschlagen. All diese Vorfälle seien in der Familie immer totgeschwiegen worden, obwohl sie nicht das einzige Mädchen war, an dem sich der Vater vergriffen habe. Nachdem die Patientin selbst Mutter geworden war, stellte sich heraus, dass sich der Großvater sogar an den Enkelinnen vergriff, weshalb die Familie dann schließlich den Kontakt zum Vater abgebrochen habe. Bedrückend ist zu sehen, dass sich die Patientin ganz offensichtlich die Schuld für die sexuellen Übergriffe durch den Vater selbst gegeben hat. Die Patientin erzählt, dass sie sich immer schuldig fühlte, wenn der Vater die Mutter schlug. Aus der Ohnmacht sei dann eine ganz irrationale Situation für sie entstanden: Sie entwickelte als junge Frau sexuelle Gewaltphantasien, in denen sie selbst als die Verführerin und dominierende Person auftrat. In ihren Phantasien, aber auch im realen Leben, sei es mehrfach zu solchen Situationen gekommen, in denen sie Freude dabei empfand, ihre Sexualpartner zu dirigieren und zu erniedrigen. Diese zerstörerischen Tendenzen, sowohl fremd- als auch selbstzerstörerisch, sind als Reaktionen auf die Missbräuche zu sehen, stehen aber auch in Verbindung mit der energetischen Belastung durch Treponema pallidum, nachweisbar in der NLS-Analyse in verschiedenen Organsystemen. Wie bereits mehrfach beschrieben, führt diese vererbte Programmierung zu selbstzerstörerischem Verhalten.

Darüber hinaus kommt es typischerweise zu Malignombildungen, im vorliegenden Fall zu einem Mammacarcinom vor 25 Jahren und einem Nierencarcinom vor 20 Jahren. Obwohl beide Organe seinerzeit operativ entfernt wurden, zeigen sich bis zum heutigen Tag die energetisch-informatorischen Belastungen durch Treponema pallidum auf den Strukturen in der NLS-Analyse.

Die chronische Verstopfung resultiert wohl aus den sexuellen Missbräuchen durch den Vater. Die entsprechenden energetischen Störungen können direkt im kleinen Becken in der NLS-Analyse nachgewiesen werden. Solche energetisch-informatorischen Konstellationen in Verbindung mit der klinischen Symptomatik finden sich häufig im Rahmen von sexuellen Missbräuchen. Immer wieder berichten Frauen, die sexuell missbraucht wurden, von chronischen Obstipationen. Dazu kommt noch die Schuldproblematik, die sich ebenfalls belastend auswirkt und nicht selten zu einer verminderten Darmmotilität führt. Leitet der Aurachirurg diese energetischen Belastungen aus, verbessert sich die Darmentleerungsfunktion.

Auf der Thymusdrüse findet sich zunächst ein Schweigegelübde, was mit der Aussage korrespondiert, dass die sexuellen Übergriffe durch den Vater immer tot geschwiegen wurden. Gleichzeitig zeigt sich ein erhebliches Keuschheitsgelübde, wobei an dieser Stelle zu diskutieren ist, ob dieses Gelübde schon vor den sexuellen Missbräuchen bestand oder erst durch die Vorfälle entstand. Die Vermutung liegt nahe, dass das Keuschheitsgelübde aus einem Vorleben bereits viel länger existiert, und die Patientin damit letztlich doppelt missbraucht wurde: Einmal der Missbrauch an sich, der dann zusätzlich noch gegen das bestehende Keuschheitsgelübde verstieß. Möglich, dass sich der Vater durch das Keuschheitsgelübde der Tochter und das damit verbundene Verhalten zu den Übergriffen angespornt fühlte.

Dass die sexuellen Übergriffe auf den Hirnventrikeln eine so geringe Schockwirkung auslösten, ist verwunderlich, allerdings durch das Schweigegelübde durchaus erklärbar. Beeindruckend zu sehen ist, dass sich nach der aurachirurgischen Auflösungsprozedur die Schuldproblematik nur unwesentlich verbessert und das Keuschheitsgelübde in deutlicher Form bestehen bleibt, wohingegen das Schweigegelübde verschwindet. Gleichzeitig kommt es zu einer Verstärkung des Schockbelastung auf den Hirnventrikeln.

Die Erkenntnisse aus der aurachirurgischen Sitzung führen beim Patienten nicht selten zu einem Schock, der sich als energetische Störung auf den Hirnventrikeln messen lässt. Es handelt sich um eine Reaktion, vergleichbar einem energetischen Reboundphänomen. Im vorliegenden Fall kommt es einen Tag nach der aurachirurgischen Auflösungsprozedur zu einer Verschlechterung des energetischen Befundes auf den Hirnventrikeln um 11% gegenüber dem Vortag, während Schuld, Eide und Gelübde deutlich zurückgegangen sind. Die invertierte Information des Schocks wird auf Globuli aufgespielt und von der Patientin über mehrere Wochen eingenommen, um die energetische Belastung durch den Schock auszuleiten. Es ist damit zu rechnen, dass sich der energetische Befund auf den Hirnventrikeln in den kommenden Tagen wieder verbessern sollte.

Strenge Frisur

Anamnese: Ein Mann bittet um die aurachirurgische Begutachtung seiner 11-jährigen Enkelin Leonie, die bei dem Termin nicht anwesend und dem Aurachirurgen auch nicht persönlich bekannt ist. Es soll die Frage geklärt werden, ob die Enkelin eine energetische Disposition zur Tumorbildung in sich trägt. Zahlreiche Familienmitglieder mütterlicherseits seien an bösartigen Tumoren erkrankt, deshalb mache sich die Familie Sorgen um das Kind.

Aurachirurgie: Nachdem es sich hier um eine Fernanalyse handelt, können keine karmischen Belastungen direkt an der Patientin exploriert werden.

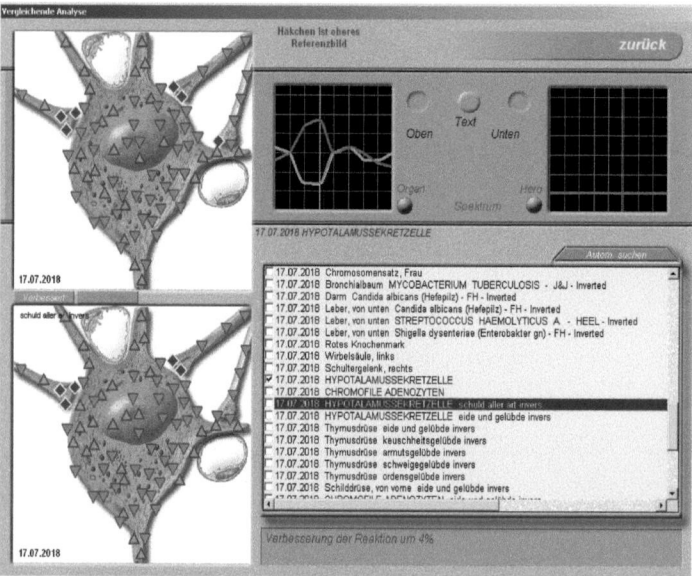

Abb. 100: Hypothalamussekretzelle: Überraschend deutliche energetische Belastung angesichts des jugendlichen Alters. Bei Invertierung von Schuld aller Art im Vegetotest zeigt sich eine Verbesserung des energetischen Befundes um nur 4%, damit kein signifikantes Ergebnis, die Hypothese muss verworfen werden.

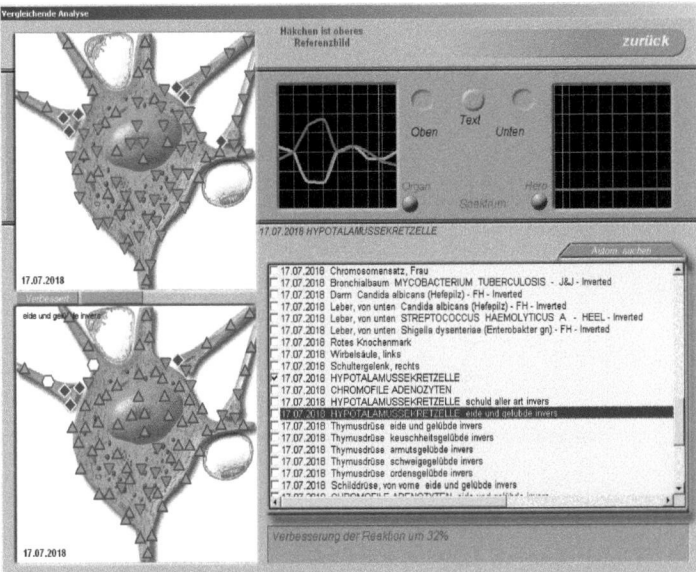

Abb. 101: *Hypothalamussekretzelle: Bei Invertierung von Eide und Gelübde im Vegetotest zeigt sich eine Verbesserung des energetischen Befundes um 32%.*

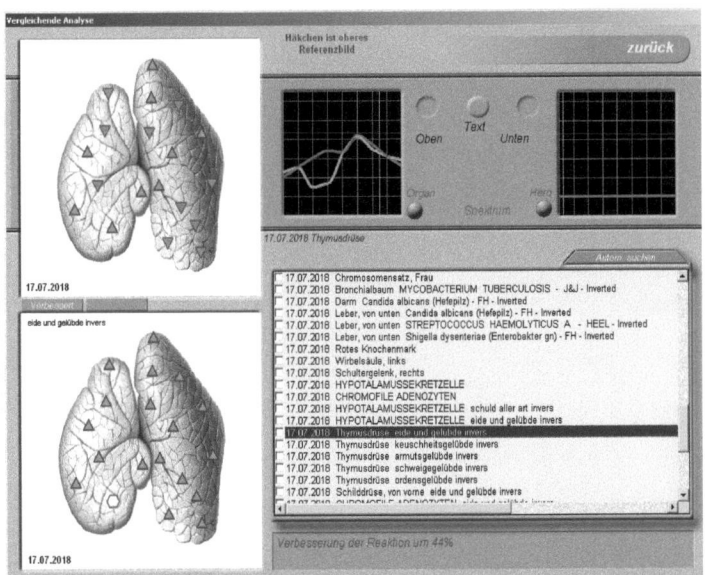

Abb. 102: *Thymusdrüse: Diskrete energetische Störung, bei Invertierung von Eide und Gelübde zeigt sich eine Verbesserung des energetischen Befundes um 44%.*

85

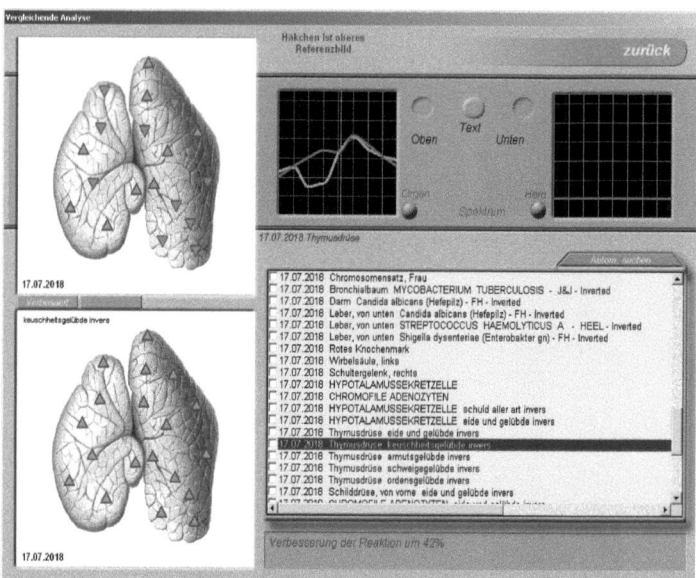

Abb. 103: *Thymusdrüse: Bei Invertierung von Keuschheitsgelübde zeigt sich eine Verbesserung des energetischen Befundes um 42%.*

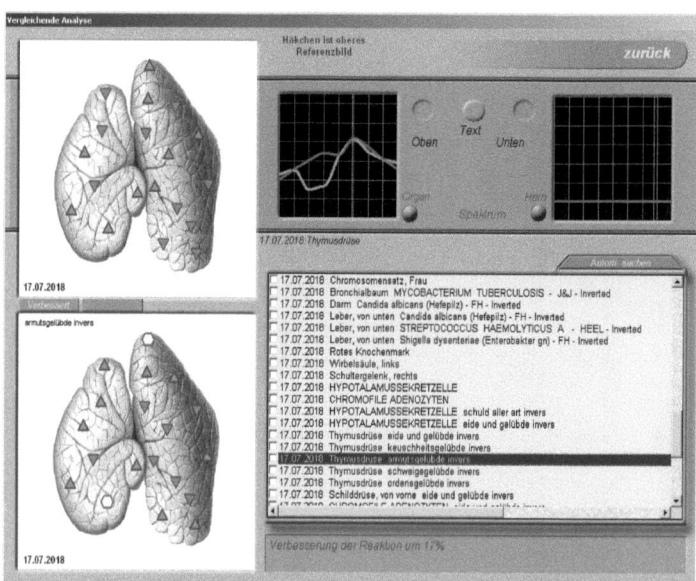

Abb. 104: *Thymusdrüse: Bei Invertierung von Armutsgelübde zeigt sich eine Verbesserung des energetischen Befundes um 17%.*

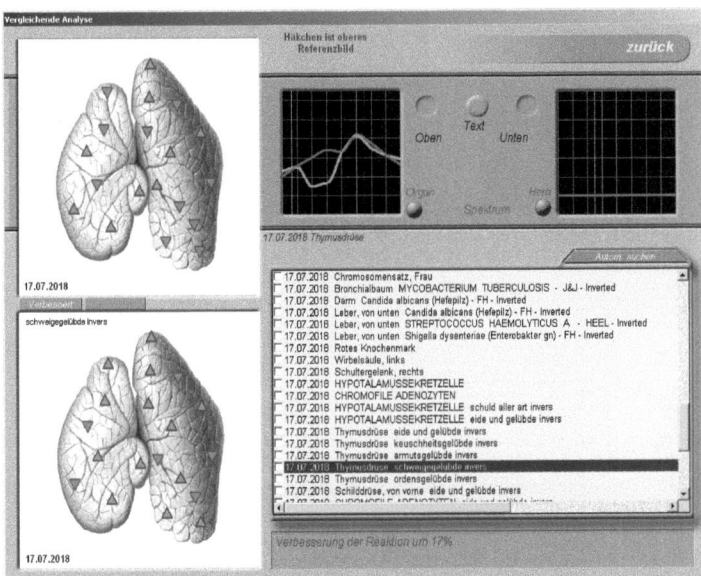

Abb. 105: *Thymusdrüse: Bei Invertierung von Schweigegelübde zeigt sich eine Verbesserung des energetischen Befundes um 17%.*

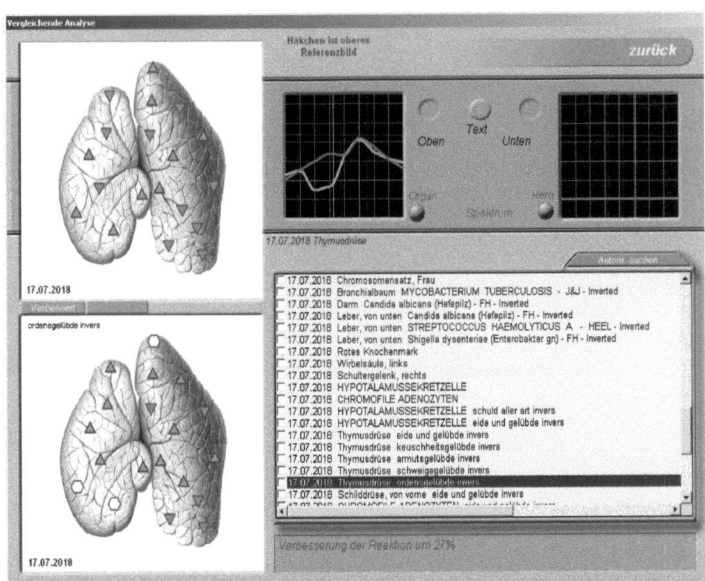

Abb. 106: *Thymusdrüse: Bei Invertierung von Ordensgelübde zeigt sich eine Verbesserung des energetischen Befundes um 27%.*

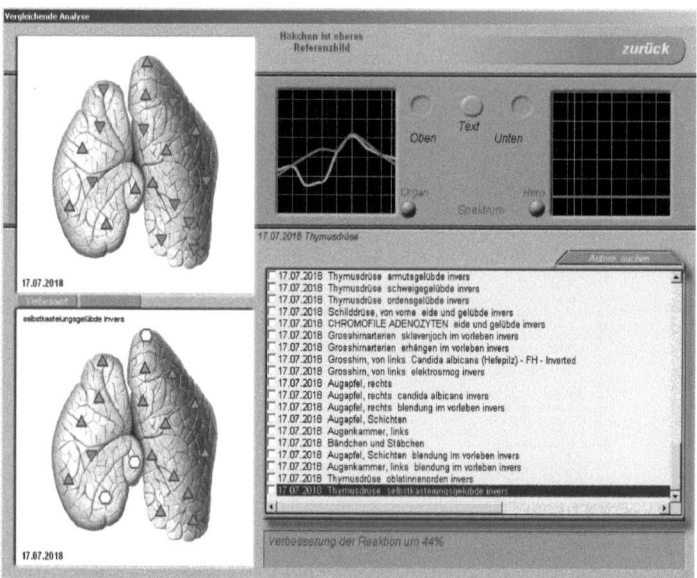

Abb. 107: *Thymusdrüse: Bei Invertierung von Selbstkasteiungsgelübde zeigt sich eine Verbesserung des energetischen Befundes um 44%.*

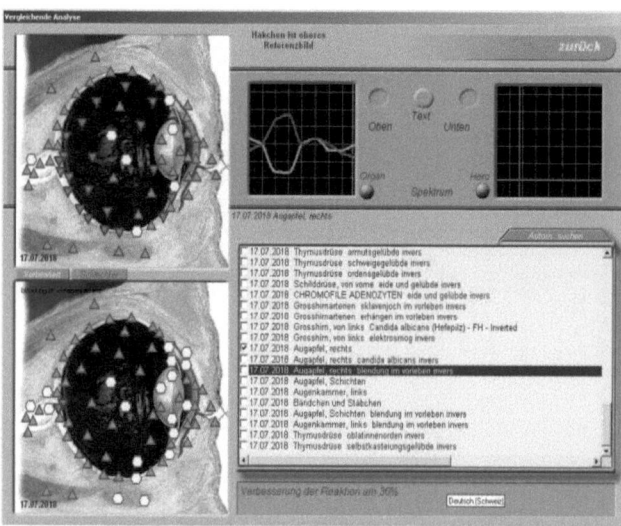

Abb. 108: *Augapfel rechts: Energetische Belastung, bei Invertierung von Blendung im Vorleben zeigt sich eine Verbesserung des energetischen Befundes um 36%.*

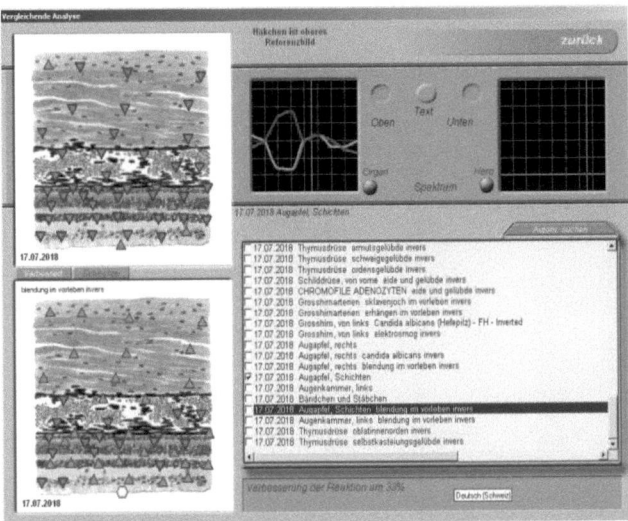

Abb. 109: *Augapfel Schichten: Energetische Belastung, bei Invertierung von „Blendung im Vorleben" zeigt sich eine Verbesserung des energetischen Befundes um 33%.*

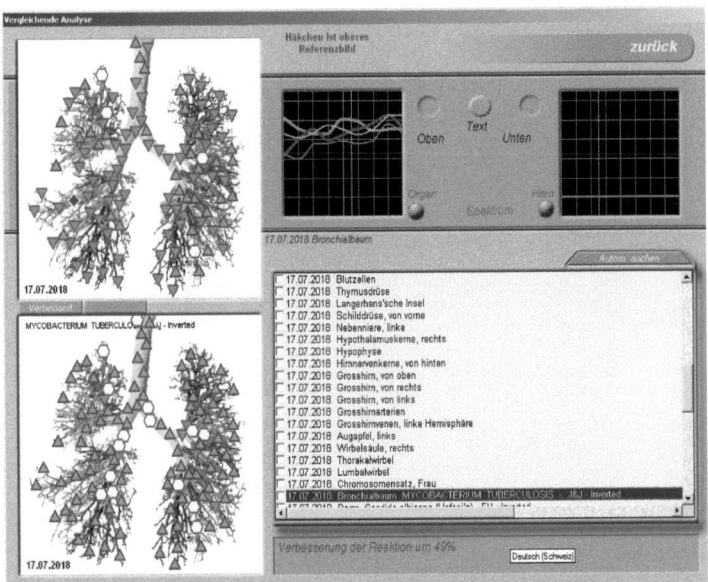

Abb. 110: *Bronchialbaum: Energetische Störung, bei Invertierung von Mycobacterium tuberculosis zeigt sich eine Verbesserung des energetischen Befundes um 49%.*

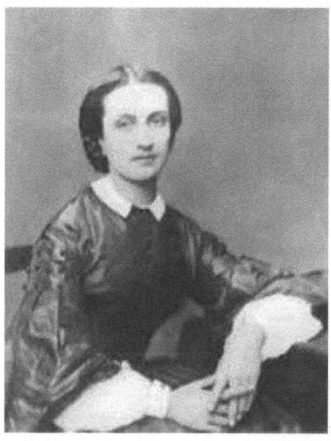 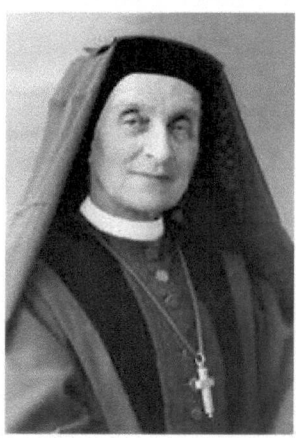

Abb. 111*: Die Tatsache, dass die Patientin Leonie heißt und dass ein Ordensgelübde so sehr im Vordergrund steht, veranlasst mich, im Internet nach einer heiligen Leonie zu suchen. Und tatsächlich: Die heilige Leonie (Franziska Salesia) Aviat (*1844 in Sézanne; †1914 in Perugia), Ordensschwester, gründete zusammen mit Louis Brisson die Oblatinnen des hl. Franz von Sales.*

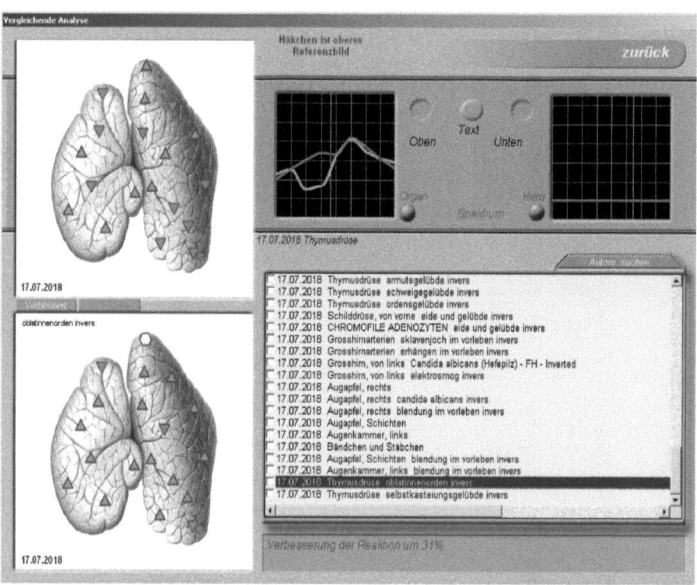

Abb. 112*: Thymusdrüse: Es erfolgt die Kontrolluntersuchung. Und tatsächlich: Bei Invertierung von Oblatinnenorden zeigt sich eine Verbesserung des energetischen Befundes um 31%.*

Leonie Aviat wurde am 16. September 1844 in Sézanne geboren. Als 11-Jährige kam sie in die Schule der vom heiligen Franz von Sales gegründeten Schwestern der Heimsuchung Mariens nach Troyes. Dort lernte sie Maria Salesia Chappuis, die Oberin des Klosters, und Louis Brisson kennen, der Spiritual des Klosters und Lehrer für Naturwissenschaft, Literatur und Religion war. Diese drei Persönlichkeiten – Franz von Sales, Maria Salesia Chappuis und Louis Brisson – sollten ihr weiteres Leben entscheidend beeinflussen.

1864 holte Leonie Aviat in einer Brillenfabrik ihrer Heimatstadt Sézanne die Brille für ihre Mutter ab. Dieses unscheinbare Ereignis war für sie die Geburtsstunde ihres Ordenslebens. Im 19. Jahrhundert entstanden überall in Frankreich durch die Industrialisierung Fabriken, in denen junge Frauen unter zum Teil sehr schlechten Bedingungen arbeiteten. Nach ihrem Besuch in der Brillenfabrik spürte sie, dass sie diesen Frauen zu helfen hatte. So ging sie zu Louis Brisson und erzählte ihm von ihrem Wunsch. Dieser war begeistert, denn er hatte ähnliche Ideen, nämlich den jungen Arbeiterinnen, die vom Land in die Stadt kamen, eine ordentliche Unterkunft und religiöse Erziehung zu bieten, damit sie nicht auf die schiefe Bahn kämen.

Am 11. April 1866 kam Leonie Aviat in das Haus für Jungarbeiterinnen, „Les Terrasses" genannt, um dort die Leitung des Hauses zu übernehmen. Zwei Jahre später gründete sie zusammen mit Louis Brisson die Ordensgemeinschaft der Oblatinnen des hl. Franz von Sales und begann am 30. Oktober 1886 mit dem Noviziat. Ihre Lehrmeisterin, die sie mit der Spiritualität des heiligen Franz von Sales vertraut machte, war Maria Salesia Chappuis. Die salesianische Spiritualität sollte nämlich die Grundlage der neuen Ordensgemeinschaft bilden. Am 11. Oktober 1871 versprach sie dann, ihr Leben in Armut, Ehelosigkeit und Gehorsam als Oblatin des hl. Franz von Sales zu verbringen. In Verehrung des heiligen Franz von Sales nahm sie den neuen Ordensnamen „Franziska Salesia" an. Ihr Leitwort lautete: „M'oublier entièrement" („mich selbst gänzlich vergessen"), um „ein kleines Werkzeug Gottes" zu werden. Am 20. September 1872 wurde sie einstimmig zur ersten Generaloberin der Kongregation gewählt. Dieses Amt übte sie bis 1879 aus. 1880 wechselte sie in ein Kloster nach Paris, um dort die Finanzen in Ordnung zu bringen. 1884 kehrte sie nach Troyes zurück und wurde 1893 erneut zur Generaloberin gewählt.

Ende des 19. Jahrhunderts hatte sich die neue Ordensgemeinschaft über Frankreich hinaus in die Schweiz, nach Italien, Österreich und England ausgebreitet. In Südafrika und Lateinamerika verfolgte man die Mission.

Im Zuge der vollkommenen Säkularisierung Frankreichs zu Beginn des 20. Jahrhunderts begann man mit der Säkularisation der Ordenshäuser und dem Vertreiben die Insassen. So mussten 1904 auch die Oblatinnen Frankreich verlassen. Sie gingen ins Exil nach Perugia in Italien. Dort starb Leonie Franziska Salesia Aviat am 10. Januar 1914 an einer Lungenentzündung.

Am 9. April 1961 wird ihr Leichnam von Perugia nach Troyes in die Krypta St. Gille des Klosters der Oblatinnen des hl. Franz von Sales überstellt. Am 11. April 1961 wird im Zuge ihres Seligsprechungsprozesses der Sarg geöffnet und dabei die Unversehrtheit ihres Leichnams festgestellt. Ihr Leichnam ruht auch heute noch in der Krypta St. Gille.

Am 27. September 1992 wurde Leonie Franziska Salesia Aviat von Papst Johannes Paul II. selig und am 25. November 2001 heiliggesprochen.

Bewertung: Der Großvater berichtet, dass er seit längerem eine Art von Tick bei seiner Enkelin Leonie beobachte: Immer sei es ihr ganz wichtig, dass sie die Haare streng und eng am Kopf anliegend nach hinten zusammenbinde. Was zunächst wie eine Vorliebe gewirkt habe, entwickle sich in letzter Zeit geradezu zu einer zwanghaften Störung. Betrachtet man das Bild der Heiligen Leonie, dann fallen ebenfalls die streng nach hinten gebundenen Haare auf. Dass die Patientin eine energetische Schwäche auf den Augen durch das karmische Muster der Blendung aufweist, ist ebenfalls bemerkenswert, zumal die Heilige Leonie seinerzeit auf Grund ihres Erlebnisse in der Brillenfabrik den inneren Drang zur Gründung eines eigenen Ordens verspürte. Dass die Heilige Leonie schließlich an einer Lungenentzündung verstorben ist, passt mit der miasmatischen Belastung der Bronchien durch Mycobacterium tuberculosis der bei der Patientin zusammen. Es lässt sich nun trefflich streiten, ob es sich bei dem Mädchen um die Reinkarnation der heiligen Leonie handelt oder ob solche Überlegungen an den Haaren herbeigezogen sind. Denkbar wäre natürlich auch, dass es eben Informationen sind, die auch von Verstorbenen bekanntlich im morphischen Feld des Universums fortbestehen, mit NLS-Analysen gemessen werden können, und die sich unter Umständen auf aktuell lebende Personen übertragen. Betrachtet man diesen Sachverhalt, so kann man mit Fug und Recht von einer Art Reinkarnation sprechen, zwar keine vollständige strukturelle Remanifestation in Form der Person von Leonie Aviat, wie sich das die morphologisch denkenden Menschen gerne vorstellen, doch zumindest das Fortbestehen von Informationen von Leonie Aviat in einem aktuell lebenden Mädchen namens Leonie.

Angst vor Dunkelheit

Anamnese: Der Patient, 69 Jahre alt, kommt zur aurachirurgischen Abklärung wegen seiner Angstzustände, v.a. nachts in Dunkelheit. Unter dieser Symptomatik leide er schon seit vielen Jahren, jetzt habe ihn seine Frau überredet, sich doch einmal aurachirurgisch untersuchen zu lassen. Er sehe der Sache gelassen entgegen, wisse nicht, ob er von geistheilerischen Tätigkeiten viel halten solle.

Aurachirurgie: In der aurachirurgischen Exploration finden sich keine karmischen Muster. Der Patient wirkt sehr freundlich und kooperativ, lacht gerne.

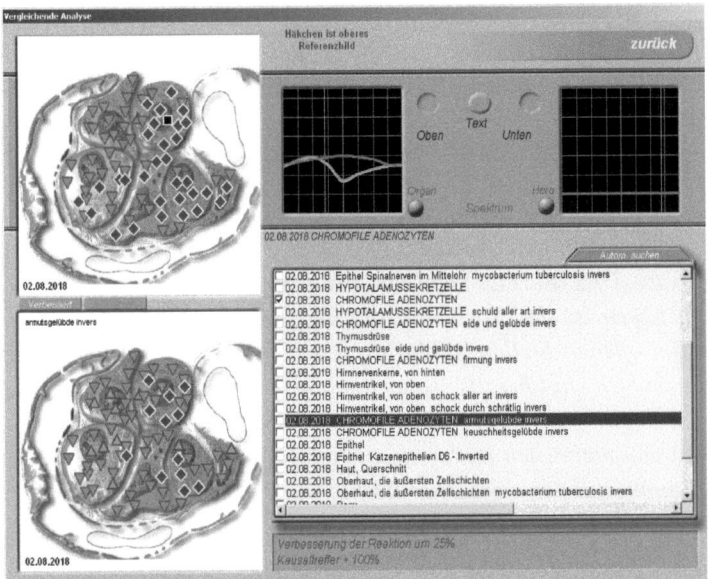

Abb. 113: *Chromophile Adenozyten: Energetische Störung, bei Invertierung von Armutsgelübde im Vegetotest kommt es zu einer Verbesserung des energetischen Befundes um 25%. Der Patient schaut zunächst etwas ungläubig und verständnislos, als ich ihn auf diesen Sachverhalt eines Armutsgelübdes hinweise. Der Patient meint, für sein Geld müsse man halt arbeiten, von allein käme es nicht. Aber dass er sehr arm sei, sei ihm nicht bewusst, dass er auf das Geld achte, schon eher.*

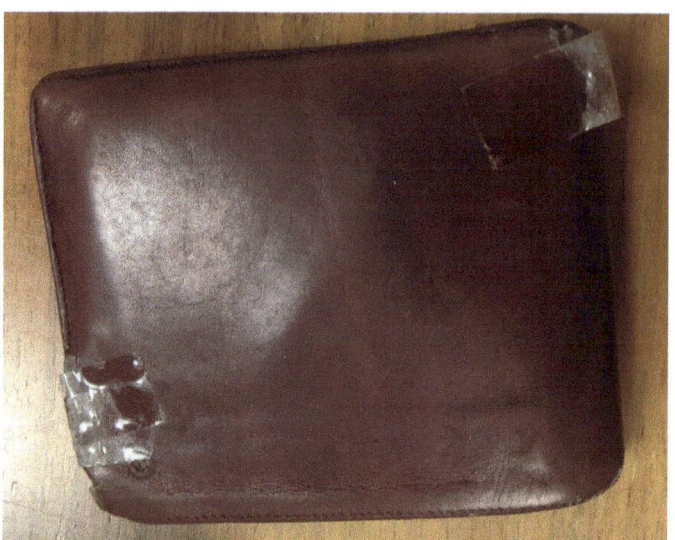

Abb. 114: *Kuriosum: Während dieser Unterhaltung fällt mein Blick auf das Portemonnaie des Patienten, das dieser zu Beginn der Behandlungssitzung auf den Tisch gelegt hatte. Und da zeigt sich das Armutsgelübde plötzlich mehr als deutlich: An allen Ecken ist das Portemonnaie beschädigt und eingerissen, so dass der Patient die offenen Stellen notdürftig mit transparenten Klebestreifen geflickt hat. Diese an sich sind bereits so veraltet, dass sie wiederum abzufallen drohen. Auf diesen Sachverhalt hingewiesen staunt der Patient nicht schlecht, fängt an zu lachen und meint, ich hätte mit meiner Vermutung bzw. mit meiner Diagnose eines Armutsgelübdes wohl doch Recht.*

Bewertung: Der Fall ist eindrucksvoll, zumal sich der in der NLS-Analyse erhobene Befund eines Armutsgelübdes zum Erstaunen aller so überraschend eindeutig in Form des Geldbeutels des Patienten offenbart. In der weiteren NLS-Analyse zeigt sich auch eine deutliche Belastung auf den Hirnventrikeln, was erfahrungsgemäß im Zusammenhang mit erlebten Schocks in Verbindung steht. Im Gespräch berichtet der Patient, dass er als Kind immer furchtbar Angst vor dem Schrätlig gehabt habe, eine in Graubünden bekannte Phantasiefigur, mit Hörnern und einem Schrecken einflößenden Äußeren. Vor dem Schrätlig habe er sich immer gefürchtet und habe auch heute noch Schauer über dem Rücken, wenn er davon erzähle, obwohl er jetzt doch schon so alt sei. Aber als Kind habe er häufig im Bett gelegen und sein Vater habe ihm mit dem Schrätlig gedroht, wenn er jetzt nicht bald schlafe. Danach habe er auch von dieser Figur geträumt. Nach homöopathischer Ausleitungstherapie verbessert sich die Symptomatik im Verlauf der folgenden Wochen tatsächlich deutlich.

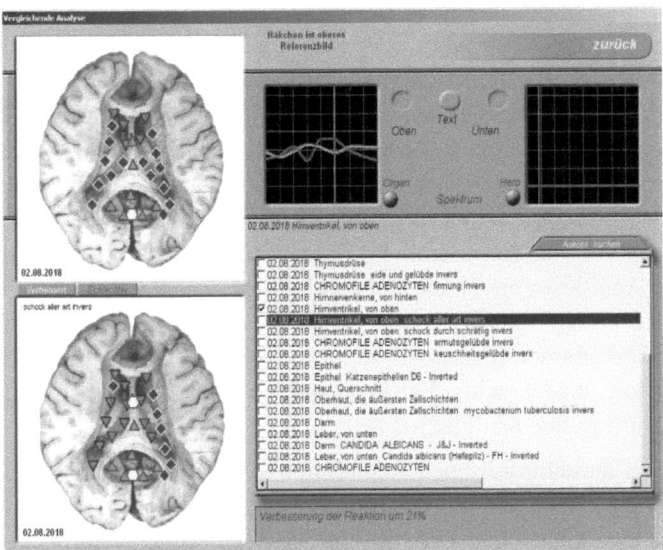

Abb. 115: *Hirnventrikel von oben: Energetische Störung, bei Invertierung von Schock aller Art zeigt sich eine Verbesserung des energetischen Befundes um 21%.*

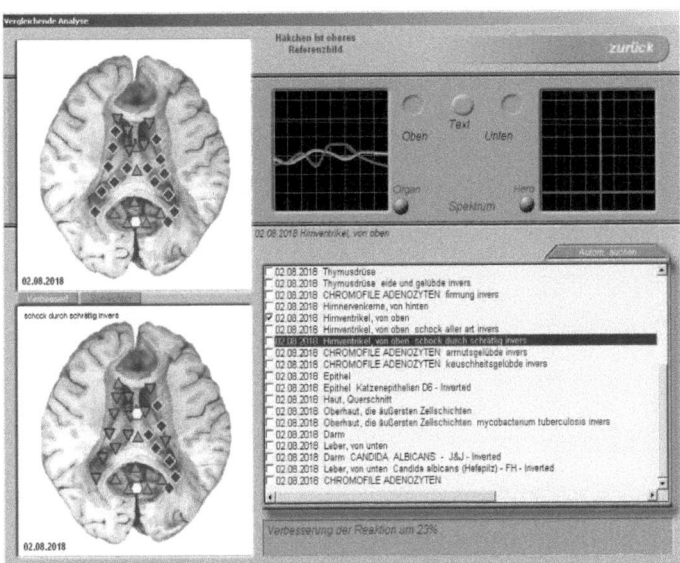

Abb. 116: *Hirnventrikel von oben: Bei Invertierung von Schock durch Schrätlig zeigt sich eine Verbesserung des energetischen Befundes um 23%, d.h. nochmals um 2% mehr.*

Sprunggelenksprobleme

Anamnese: Die 50-jährige Patientin kommt in die Behandlung wegen ihrer Probleme im Fuß. Vor sechs Wochen sei sie versehentlich über einen Schuh gestolpert und habe sich dabei am Außenrist einige Bänder gezerrt und nach Aussage des Orthopäden auch angerissen. Seitdem trägt sie einen Cast-Verband zur Stabilisierung und muss auf Krücken gehen. Der Heilungsprozess verläuft schleppend, nach wie vor hat sie erhebliche Schmerzen im Fuß. Unklar sei zudem, ob auch die Achillessehne einen Schaden erlitten hat. Mehrere Orthopäden hätten sie hier bereits untersucht und seien zu unterschiedlichen Auffassungen gelangt: Während der eine meint, die Achillessehne sei ebenfalls betroffen, meint der andere, da sei nichts. Entsprechend habe man sich jetzt darauf geeinigt, dass die Achillessehne nicht lädiert sei.

Aurachirurgie: In der aurachirurgischen Exploration zeigt sich das karmische Muster des Sklavenjochs. Nachdem die Patientin mit dem Castverband nicht sicher stehen kann, ist eine kinesiologische Prüfung des karmischen Musters der Missglückten Flucht durch Schubsen von hinten nicht möglich, da die Patientin sonst zu stürzen droht. Entsprechend wird mit der kinesiologische Test durch Armdrücken durchgeführt, was ergibt, dass sie das Muster in sich trägt. Träume von Flucht und Verfolgung kennt sie keine.

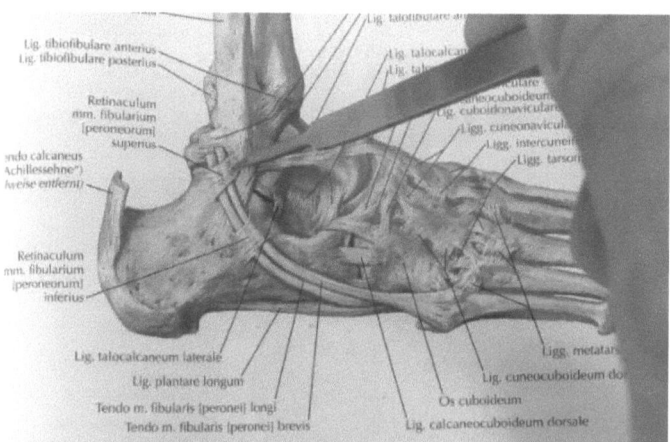

Abb. 117: Bandstrukturen des Fußes: Die Patientin gibt eine deutliche Resonanz an. Die verschiedenen Bänder werden durch die übliche energetische Drahtverbindung stabilisiert, es werden virtuelle Löcher gebohrt, Schrauben gesetzt, Drähte verspannt und durch Schraubendrehungen gestrafft. Anschließend wird Gelenksflüssigkeit virtuell in die Gelenkspalte injiziert, ebenso in die Verläufe der langen Sehnen und der Bursae.

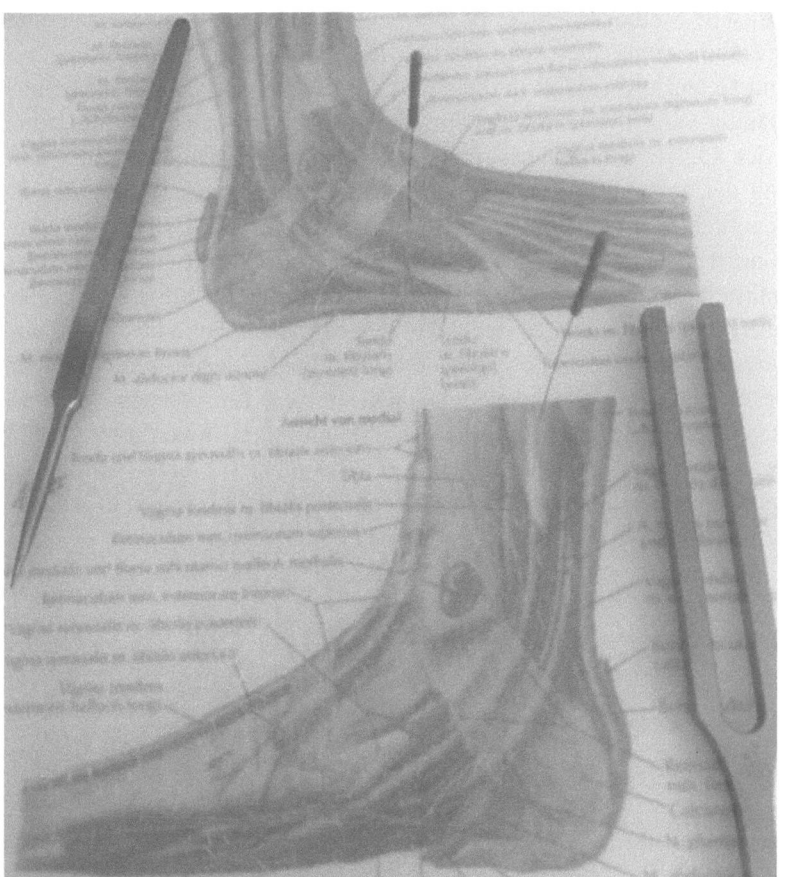

Abb. 118: Fuß medial und lateral: Bei der aurachirurgischen Punktion des Muskeln mit der chirurgischen Sonde zeigt sich eine Resonanz, entsprechend wird eine Akupunkturbehandlung der Muskeltriggerpunkte erfolgreich durchgeführt, bis die Resonanz schließlich verschwunden ist.

Bewertung: Ein sehr „dankbarer" Fall, denn die Patientin geht stark in Resonanz, als der Aurachirurg nach Resonanzen sucht, und zeigt ebenso deutlich an, dass die Resonanz durch die aurachirurgische Behandlung verschwunden ist. Insbesondere als der Aurachirurg virtuell Procain in die Gelenkspalten der Fußwurzelknochen spritzt, kann die Patientin es gar nicht recht glauben, denn sie spürt die Injektion deutlich und beschreibt das Gefühl, wie sich die Flüssigkeit in ihrem Fuß verteilt. Interessant ist die Resonanz bei Punktion der Achillessehne: Hier zeigt sich ein ausgeprägter Befund, womit bewiesen ist, dass auch die Achillessehne einen Schaden erlitten hat. Die Aurachirurgie eignet sich an dieser Stelle wieder einmal nicht nur als therapeutische, sondern insbesondere auch als diagnostische Methode in einer beeindruckenden Art und Weise. Nach einer virtuellen Stabilisierung der Achillessehne und der Injektionsbehandlung mit Procain und Gelenksflüssigkeit in die Bursa subtendinea ist die Resonanz auch hier vollständig verschwunden. Die Entspannung der anatomischen Strukturen mit Hilfe der 432-Hz Stimmgabel rundet die Behandlung schließlich ab. Nach Beendigung der aurachirurgischen Sitzung gibt die Patientin an, dass sich ihr Fuß nun deutlich leichter anfühle. Interessant ist auch, dass sich in der NLS-Analyse eine erhebliche energetische Störung im Roten Knochenmark anzeigt: Die Patientin gibt an, bereits mehrfach solche vermeintlichen Missgeschicke erlebt zu haben, aber auch ganz veritable Unfälle. Ein Verkehrsunfall sei sehr ausgeprägt gewesen, da habe sie sich mit dem Auto überschlagen und die Feuerwehr habe sie aus dem Auto herausschneiden müssen. Entsprechend wird die miasmatische Belastung durch Treponema pallidum mittels invertierter Globuli ausgeleitet. Auch das karmische Muster der Missglückten Flucht wird erfolgreich behandelt, in der kinesiologischen Nachprüfung ergibt sich kein pathologischer Befund mehr.

Über den Autor

Dr. med. Mathias Künlen.

Studium der Humanmedizin an der LMU in München.

Studium der Informatik an der Fachhochschule München.

Deutsches medizinisches Staatsexamen 1988.

US amerikanisches medizinisches Staatsexamen FMGEMS 1989.

Facharzt für Neurologie seit 1994.

Gründer und Vorstand der Softmark AG Grünwald, Softwareentwicklung im Bereich des Cognitive Computing.

Gründer des IFA Institut für Aurachirurgie AG, Fürstentum Liechtenstein.

Shotokan Karate 1. DAN im DKV Deutscher Karateverband.

Kyusho Jitsu 1. DAN im DKV Deutscher Karateverband.

Für eine Kontaktaufnahme schicken Sie bitte eine E-Mail an

info@aurachirurgie.me

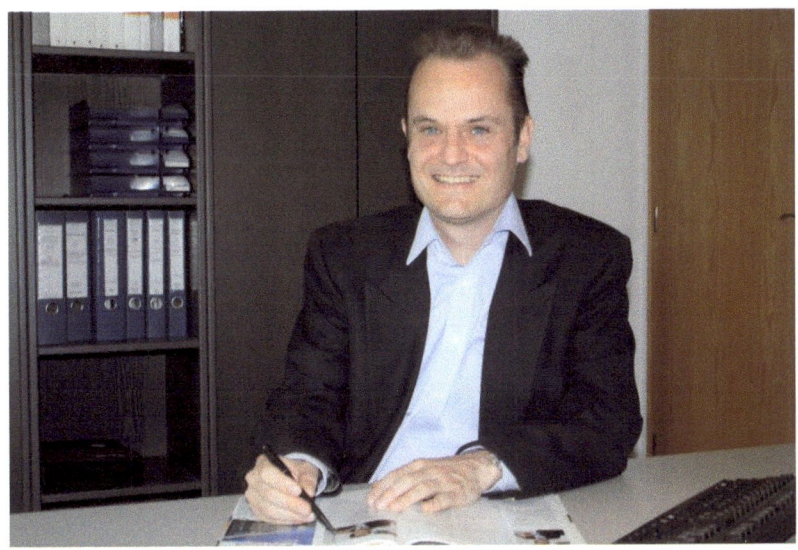

Index